국립중앙 의료원

실력평가
모의고사
3회분

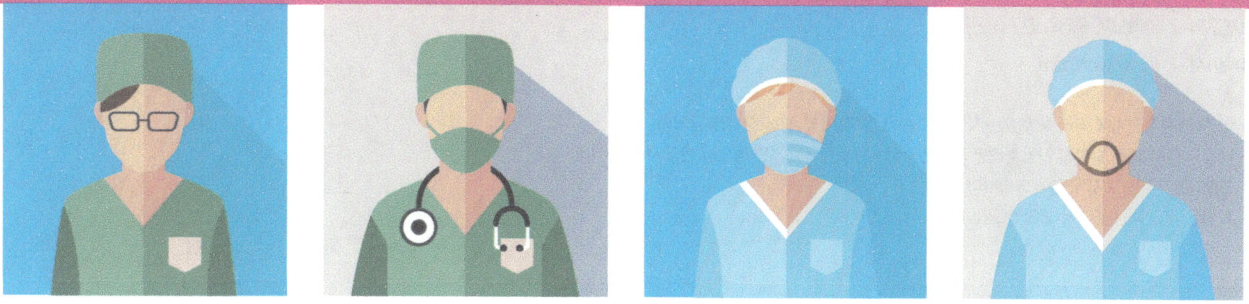

국립중앙의료원
실력평가 모의고사 3회분

개정2판 발행 2024년 7월 1일
개정3판 발행 2025년 10월 15일

편 저 자 | 간호시험연구소
발 행 처 | ㈜서원각
등록번호 | 1999-1A-107호
주 소 | 경기도 고양시 일산서구 덕산로 88-45(가좌동)
교재주문 | 031-923-2051
팩 스 | 031-923-3815
교재문의 | 카카오톡 플러스 친구[서원각]
홈페이지 | goseowon.com

▷ ISBN과 가격은 표지 뒷면에 있습니다.
▷ 파본은 구입하신 곳에서 교환해드립니다.

Preface

국립중앙의료원은 1958년 스칸디나비아 3국의 인류애를 바탕으로 건립되어, 65년의 역사를 품고 새로운 100년을 설계하고 있으며 '국립중앙의료원 신축이전 및 중앙감염병병원 건립사업 설계공모' 최종 당선작을 선정하는 등 새로운 국가중앙병원 건립에 속도를 내고 있다. 국립중앙의료원 채용시험은 1차 서류전형에서 응시자격 등을 평가하고 2차 필기시험·인성검사, 3차 최종면접으로 이루어진다. 2차 필기시험은 전공 필기시험과 NCS직업기초능력검사, 인성검사이며 전공 필기시험은 40문항, NCS직업기초능력검사 시험은 총 15문항이 출제된다. 인성검사는 팀워크, 정직성, 몰입, 배움욕구 등 173문항이 출제된다. 필기시험은 100점 환산 기준으로 40점 미만일 경우 불합격 처리된다. 이에 본서는 출제유형에 맞춰 문항을 구성하고 실전에 대비할 수 있도록 했다.

합격을 향해 고군분투하는 수험생들에게 힘이 되는 교재가 되기를 바라며 서원각이 진심으로 응원합니다.

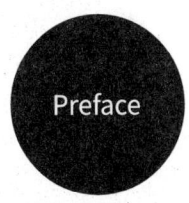

Structure

국립중앙의료원 소개 + 실력평가 모의고사 3회분 + 자세한 해설 및 OMR

국립중앙의료원 정보를 확인하세요!

면접 기출유형을 한눈에 확인하세요!

과목별 기출유형 문제로 구성된 모의고사로 학습하세요.

회독 횟수와 오답수를 체크하세요!

한 회차의 정답을 한눈에 확인하세요!

실전 연습을 위한 답안지를 확인하세요!

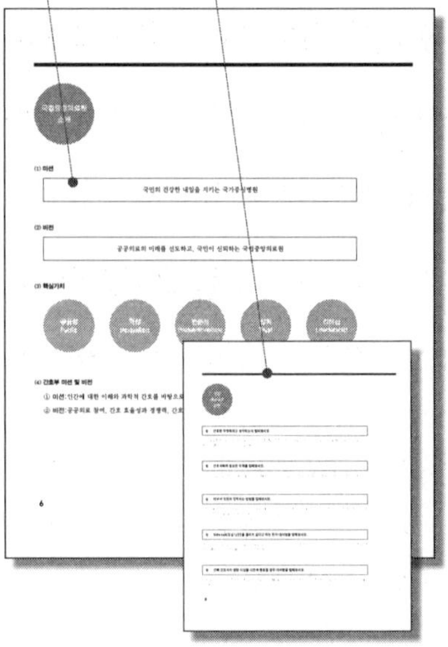

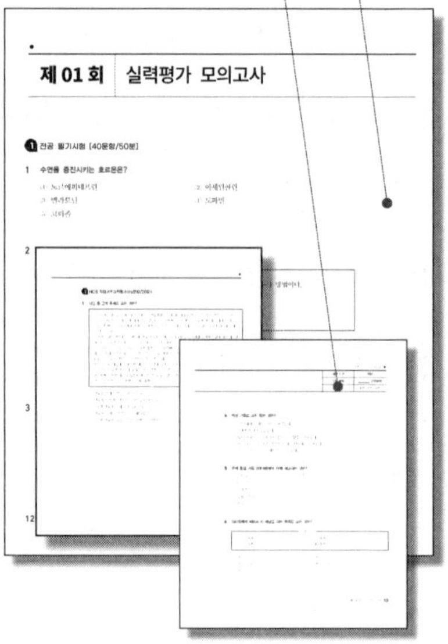

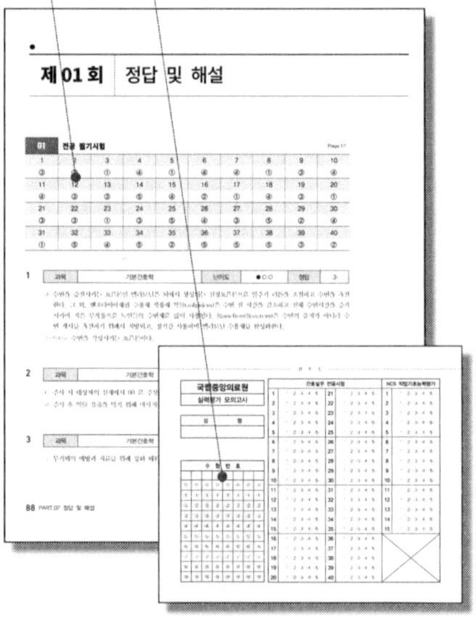

국립중앙의료원 정보

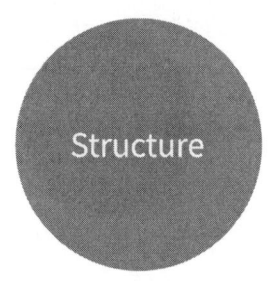

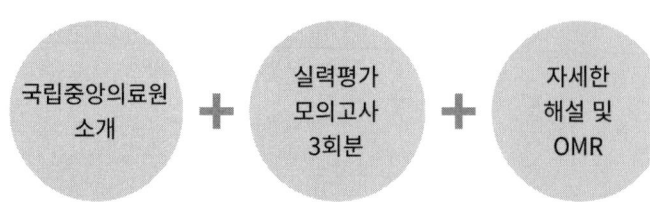

국립중앙의료원의 전반적인 정보를 확인해보세요!

실력평가를 위한 3회분 모의고사

국립중앙의료원의 출제유형에 따라 구성한 3회분 모의고사입니다. 시간과 배점을 고려하여 실전처럼 풀어보세요!

해설 및 OMR 답안지

문항별 상세한 해설로 오답과 정답에 따른 근거를 확인해보세요! 수록된 OMR 답안지로 실전처럼 연습할 수 있습니다.

Contents

CHAPTER 01

실력평가 모의고사

CHAPTER 02

정답 및 해설

OMR 답안지 제공

모의고사를 풀어본 후에 수록된 OMR 답안지에 작성해보세요.
시간에 유의하여 실제 시험처럼 준비해보세요!

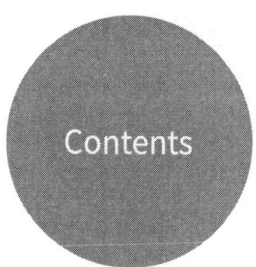

국립중앙의료원 소개

(1) 미션

국민의 건강한 내일을 지키는 국가중심병원

(2) 비전

공공의료의 미래를 선도하고, 국민이 신뢰하는 국립중앙의료원

(3) 핵심가치

- 공공성 Public
- 혁신 Innovation
- 전문성 Professionalism
- 신뢰 Trust
- 리더십 Leadership

(4) 간호부 미션 및 비전

① **미션**: 인간에 대한 이해와 과학적 간호를 바탕으로 대상자의 건강과 삶의 질을 높이는 21세기 전인 간호 실현

② **비전**: 공공의료 참여, 간호 효율성과 경쟁력, 간호연구와 교육, 전문화된 간호 서비스, 환자의 권리 존중

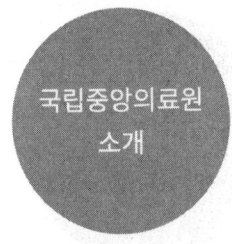

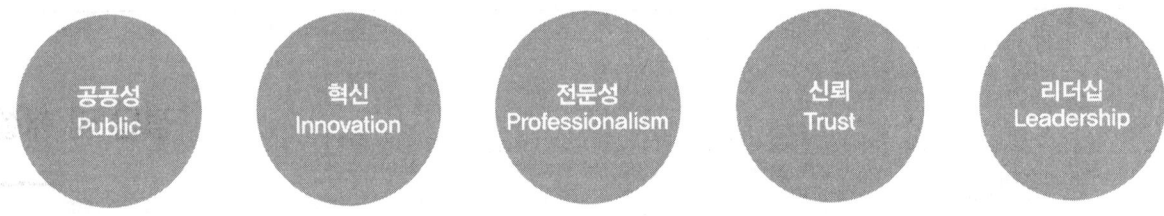

(5) 환자의 권리 및 의무

① 환자는 생명이 존중되어야 하며, 존엄한 인간으로서 대우받을 권리가 있다.

② 환자는 의료진으로부터 질병의 진단, 치료계획, 결과, 예후에 대한 설명을 권리가 있다.

③ 환자는 의료진으로부터 받게 되는 치료, 검사, 수술, 입원 등에 대한 설명을 듣고 시행여부를 선택할 권리가 있다.

④ 환자는 진료를 통해 알려진 진료내용 및 사생활의 비밀을 보호받을 권리가 있다.

⑤ 환자는 진료 제공 시 환자가 지켜야 할 치료계획을 준수하고 치료계획 불응 시 발생한 결과에 대한 책임이 있다.

⑥ 환자는 원내규정을 준수하고 병원직원 및 다른 환자에 대한 존중, 병원과 직결된 시 재정적 의무에 대한 책임이 있다.

(6) 국립중앙의료원의 임무

① 공공보건의료에 관한 임상진료 지침의 개발 및 보급

② 노인성질환의 예방 및 관리

③ 희귀난치질환 등 국가가 특별히 관리할 필요가 있다고 인정되는 질병에 대한 관리

④ 감염병 및 비감염병 또는 재난으로 인한 환자의 진료 등의 예방과 관리

⑤ 남북의 보건의료 협력과 국제 보건의료 관련 국내외 협력

⑥ 민간 및 공공보건의료기관에 대한 기술 지원

⑦ 진료 및 의학계, 한방진료 및 한의학계 관련 연구

⑧ 전공의의 수련 및 의료인력의 훈련

⑨ 「응급의료에 관한 법률」제25조에 따른 응급의료에 관한 각종 사업의 지원

⑩ 「모자보건법」제10조의6에 따른 고위험 임산부 및 미숙아등의 의료지원에 필요한 각종 사업의 지원

⑪ 「공공보건의료에 관한 법률」제21조에 따른 공공보건의료에 관한 각종 업무의 지원

⑫ 그 밖에 공공보건의료에 관하여 보건복지부장관이 위탁하는 사업

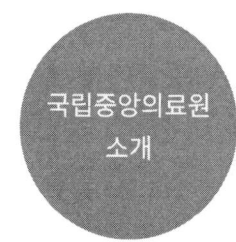

면접
예상질문
답변

Q　간호란 무엇이라고 생각하는지 말해보시오.

간호의 근본이념은 인간 생명의 존엄성 및 기본권을 존중하고 옹호하는 것이므로 간호는 건강의 회복 · 유지 · 증진, 질병 예방을 위해 도움을 주는 활동입니다.

Q　간호사에게 필요한 덕목을 말해보시오.

환자에게 간호를 제공할 때 신뢰가 바탕이 되어야 하므로 정직과 성실이 간호사에게 필요한 덕목이라고 생각합니다.

Q　타부서 직원과 협력하는 방법을 말해보시오.

타부서와 연락할 경우에는 서로를 배려하는 태도가 가장 중요합니다. 오해의 소지를 차단하며 서로를 이해하고 존중하며 친절하게 서로의 의견을 제시합니다.

Q　Side rail(침상 난간)을 올리기 싫다고 하는 환자 대처법을 말해보시오.

먼저 side rail을 올리고 싶지 않은 이유를 물어보고 해결할 수 있는 부분이라면 해결 후 올릴 수 있도록 . 이후, 낙상 예방을 위해 side rail에 대한 교육을 진행합니다.

Q　선배 간호사가 병원 지침을 다르게 행동할 경우 대처법을 말해보시오.

선배 간호사에게 병원 지침과 다를 경우에는 잘못 되었음을 알리고 지침에 따라 원칙과 절차를 준수할 수 있도록 도와야 합니다.

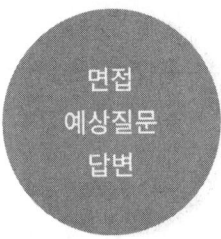

면접답변
작성해보기

Q 1분 이내로 자기소개를 해보세요.

Q 본원에 지원한 동기는 무엇인가요?

Q 갈등을 해결해 본 경험이 있나요? 있다면 사례와 함께 설명해보세요.

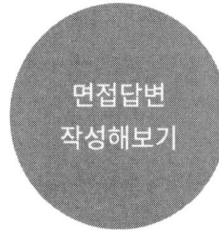

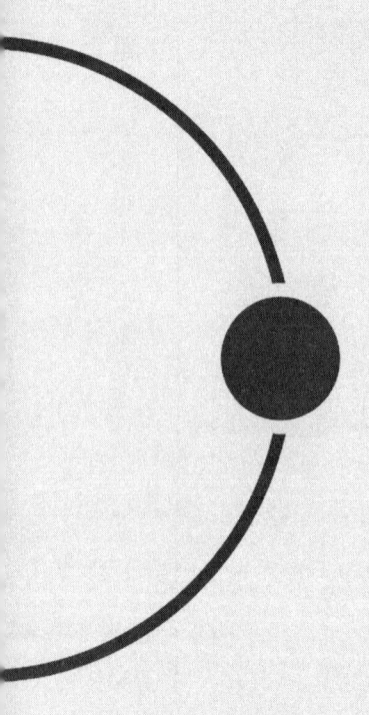

제01회 실력평가 모의고사

제02회 실력평가 모의고사

제03회 실력평가 모의고사

PART

01

실력평가 모의고사

제 01 회 실력평가 모의고사

1 전공 필기시험 [40문항/50분]

1 수면을 증진시키는 호르몬은?

① 노르에피네프린
② 아세틸콜린
③ 멜라토닌
④ 도파민
⑤ 코티졸

2 〈보기〉의 Z-track 근육주사방법에 대한 설명이 옳은 것을 모두 고르면?

보기

㉠ 약물로 인한 피하조직의 자극을 최소화하고, 통증을 감소시키는 근육 주사 방법이다.
㉡ 주삿바늘에 주사약이 묻은 경우 새 주삿바늘로 교체한다.
㉢ 주사 시 주삿바늘을 신체와 최대한 가까이 한다.
㉣ 주사 후에는 약물흡수를 돕기 위해 알코올 솜으로 마사지를 한다.

① ㉠
② ㉠, ㉡
③ ㉡, ㉢
④ ㉠, ㉣
⑤ ㉡, ㉢, ㉣

3 흡인요법 목적으로 옳지 않은 것은?

① 무기폐 예방과 치료
② 호흡 기능 증진 및 환기 도모
③ 분비물 채취를 통한 진단적 검사
④ 분비물 축적에 의한 감염 방지
⑤ 기도 내 분비물 제거로 기도 개방 유지

제한 시간	70분
맞힌 문항	______ / 55문항
회독 수	1 □ 2 □ 3 □

4 욕창 간호로 옳지 않은 것은?

① 2시간마다 환자의 체위를 변경한다.
② 고단백 영양을 공급한다.
③ 에어매트리스를 적용하여 신체부위 압박을 완화한다.
④ 뼈 돌출 부위의 체중 경감을 위해 도넛베개를 사용한다.
⑤ 뼈가 돌출된 부위는 마사지를 금지한다.

5 문제 중심 기록 SOPAIE에서 'O'에 해당하는 것은?

① 체온 38.5℃
② 두통
③ 소양감
④ 항생제 투여
⑤ 오심

6 〈보기〉에서 ABGA 시 채혈을 하는 부위로 옳은 것은?

보기

㉠ 요골동맥　㉡ 척골동맥
㉢ 상완동맥　㉣ 대퇴동맥

① ㉠, ㉡　② ㉠, ㉢
③ ㉠, ㉡, ㉣　④ ㉠, ㉢, ㉣
⑤ ㉠, ㉡, ㉢, ㉣

7 **호흡수를 감소시키는 요인으로 옳은 것은?**

① 운동
② 통증
③ 고열
④ 진정제
⑤ 스트레스

8 **다음 중 섭취량에 포함되는 항목은?**

① 정맥으로 투여된 수액
② 소변으로 배출된 수분
③ 위장관 출혈로 손실된 혈액
④ 배액관을 통해 빠져나간 삼출물
⑤ 기관절개관을 통해 흡인된 점액

9 **장기간 측위를 취하는 대상자에게 발생할 수 있는 문제는?**

① 무릎의 신전
② 팔꿈치의 신전
③ 척추의 비틀림
④ 목의 과도신전
⑤ 둔부의 외회전

10 **구풍관장의 목적으로 옳은 것은?**

① 수분 제공
② 구충 효과
③ 영양소 공급
④ 가스로 인한 복부팽만 완화
⑤ 수술 시 분변 물질의 불수의적 방출 방지

11 〈보기〉의 대화에서 간호사가 사용한 치료적 의사소통 기법은?

보기

대상자 : "이제 곧 편안해 질 거예요."
간호사 : "편안해진다는 것이 무엇을 의미하는지 잘 모르겠습니다. 무슨 의미인지 자세히 설명해 주시겠습니까?"

① 반영
② 초점 맞추기
③ 직면
④ 명료화
⑤ 요약

12 의식과 성격의 구조에 대한 설명으로 옳지 않은 것은?

① 무의식은 역동적이고 활동적이다.
② 전의식은 의식 밖에 있으나 집중하면 의식화되는 상태이다.
③ 초자아는 가장 먼저 완성되는 자아이다.
④ 이드는 원시적이고 본능적인 것을 추구한다.
⑤ 자아는 합리적, 현실적, 논리적 사고를 하게 한다.

13 체중 감소에 집착하지 않고, 배가 고프지 않아도 과다한 식사를 하며, 우울한 사고가 두드러지는 섭식장애는?

① 이식증
② 반추장애
③ 폭식장애
④ 신경성 폭식증
⑤ 신경성 식욕부진

14 “더 이상 살고 싶지 않아요.”라고 말하는 대상자에게 적절한 간호중재는?

① 생각을 정리할 수 있도록 혼자만의 시간을 제공한다.
② 규칙적으로 병실을 순회하여 관찰한다.
③ 직접적으로 자살계획이나 생각에 대해 묻지 않는다.
④ 우울환자의 솔직한 고백을 긍정적인 신호로 인식한다.
⑤ 위험한 도구를 제거하고 안전한 환경을 조성한다.

15 주요우울장애로 입원한 환자가 잠들기 전에 “매일 새로운 아침이 시작되는 게 너무 고통스러워요. 이대로 영영 잠들고 싶어요.”라고 한다. 간호사의 반응으로 옳은 것은?

① “누구나 그런 생각은 한 번쯤 해요.”
② “아침이 힘들면 일과를 조정해보는 건 어때요?”
③ “조금만 더 긍정적인 생각을 해보는 게 좋아요.”
④ “영영 잠들고 싶다는 건 자살을 생각하고 있다는 뜻일까요?”
⑤ “그런 기분이 드는 이유를 좀 더 자세히 말씀해주실 수 있을까요?”

16 양극성장애로 리튬(Lithium) 약물치료를 시작한 대상자에게 간호사가 교육할 내용으로 적절한 것은?

① “리튬은 항조증제로 증상이 있을 때만 복용하세요.”
② “오심, 구토, 설사, 식욕부진, 운동실조가 나타나는지 주의 깊게 관찰하세요.”
③ “고용량에서 저용량으로 감량해야 이상반응을 예방할 수 있습니다.”
④ “심장, 신장, 갑상선 기능에 영향을 미치지 않습니다.”
⑤ “약물을 복용하는 동안에는 수분 섭취를 제한하세요.”

17 심근경색 발생 후 3일차에 혈액검사상 최고치를 기록하는 수치는?

① LDH
② CK-MB
③ Troponin
④ total CK
⑤ Myoglobin

18 결핵균 감염 여부를 위한 투베르쿨린 반응검사에 대한 설명으로 옳지 않은 것은?

① 투베르쿨린액 0.1mL를 전박 내측에 피내주사한다.
② 피내주사 후 48 ~ 72시간 후에 판독한다.
③ 양성 반응은 항산균 항체가 있다는 것을 의미한다.
④ 경결의 직경이 10mm 이상이면 음성이다.
⑤ BCG 접종여부에 따라 위양성이 나올 수 있다.

19 크론병(Crohn's disease)에 대한 설명으로 옳은 것은?

① 결장 전체와 대장의 점막과 점막하에서만 발생하는 질환이다.
② 주 증상은 하루 10 ~ 20회 이상의 출혈을 동반한 설사이다.
③ 반고형 대변으로 대변에서 악취가 심하거나 지방이 많다.
④ 좌하복부의 압통, 경련 등의 증상이 있다.
⑤ 대부분 암으로 진행된다.

20 다음 중 급속 이동 증후군(Dumping Syndrome) 간호중재로 옳은 것은?

① 반좌위 자세로 식사하고, 식후 누워있도록 한다.

② 저지방, 저단백, 고탄수화물 식이를 하도록 한다.

③ 국물이 많은 음식을 권장한다.

④ 식전 1시간 동안 수분을 충분히 섭취하도록 한다.

⑤ 수술 후 바로 일반 식이를 제공한다.

21 간경변증으로 입원한 환자의 경과 중 〈보기〉와 같은 변화가 나타났다. 이 환자에게서 가장 우선적으로 관찰될 수 있는 임상증상은?

보기

- 혈청 알부민 2.0g/dL
- 복부 팽만 호소
- 발목 부종 관찰됨
- 일주일간 체중 5kg 증가

① 혈뇨

② 빈뇨

③ 복수

④ 기침

⑤ 체열 상승

22 동정맥루를 가진 환자의 간호로 옳은 것은?

① 동정맥루를 가진 팔에 정맥주사, 채혈 또는 혈압을 측정한다.

② 일주일에 한 번씩 진동(thrill) 및 잡음(bruit)을 청진한다.

③ 수술 직후 원활한 혈액순환을 위해 동정맥루를 가진 팔을 상승시킨다.

④ 동정맥루 수술 일주일 후부터 투석이 가능하다.

⑤ 수술 직후부터 공 주무르기 운동 등의 운동을 시행한다.

23 **부분후두절제술을 시행한 환자의 간호중재로 옳은 것은?**

① 건조 예방을 위해 습기를 제공한다.

② 위생을 위해 통목욕을 권장한다.

③ 기침 억제를 위해 진통제를 사용한다.

④ 수술 후 조기 구강 섭취를 권장한다.

⑤ 수술 부위에 전기담요를 적용한다.

24 **급성 신부전의 기관별 증상으로 옳지 않은 것은?**

① 호흡기계 : 폐부종, 폐출혈

② 심장계 : 심장부정맥

③ 혈액계 : BUN과 혈청크레아티닌의 감소

④ 요로계 : 무뇨와 핍뇨

⑤ 위장관계 : 식욕부진, 구토

25 **특별한 이유 없이 뇌 속 특징 혈관이 막히는 만성 진행성 뇌혈관질환으로, 특히 4세 중심의 소아에서 많이 발생하는 질병은?**

① 일과성 허혈성 발작

② 뇌혈관연축

③ 뇌동맥류

④ 뇌동정맥 기형

⑤ 모야모야병

26 복부 수술 후 회복실에 있는 환자가 아직 의식이 완전히 돌아오지 않은 상태에서 구토할 때 가장 우선적으로 간호사가 확인해야 할 문제는 무엇인가?

① 혈압 저하
② 체온 변화
③ 심박수 감소
④ 흡인의 위험
⑤ 수술 부위 출혈

27 파킨슨병 환자에 대한 설명으로 옳은 것은?

① 혈액검사에서 도파민 농도가 증가한다.
② 사지가 이완되어 전신에 힘이 없다.
③ 보폭이 좁아져 종종걸음으로 걷는다.
④ 골격근이 약화되나 휴식을 취하면 회복된다.
⑤ 급성으로 발병하여 수일 내 증상이 악화된다.

28 혈전증 및 색전증의 치료제로 사용되는 Heparin에 대한 설명으로 옳지 않은 것은?

① aPTT를 주기적으로 확인해야 한다.
② 출혈의 부작용이 있다.
③ antithrombin Ⅲ의 항응고 작용을 촉진한다.
④ 혈소판 감소증이 나타날 수 있다.
⑤ 임산부에게는 사용을 금지한다.

29 메니에르 환자의 간호중재로 옳지 않은 것은?

① 침대 난간을 올려 낙상을 방지한다.
② 현기증 유발 동작을 삼간다.
③ 저염식이를 권장하고 커피와 홍차 섭취를 제한한다.
④ 갑작스러운 현훈 시 평평한 바닥에 누워 증상이 사라질 때까지 눈을 감고 있도록 한다.
⑤ 항히스타민제를 복용하여 어지러움을 완화한다.

30 방사선 검사로 확인할 수 있는 근골격계 상태가 아닌 것은?

① 탈구
② 골절
③ 뼈의 변형
④ 회전근개 파열
⑤ 관절면의 골극

31 임신 38주인 건강한 초임부의 분만이 가까워짐을 알리는 신체 변화는?

① 하강감
② 유방 민감
③ 호흡곤란
④ 기초체온 상승
⑤ 오심 및 구토

32 쌍둥이를 임신했을 때 가장 흔하게 나타나는 문제는?

① 자궁파열
② 포상기태
③ 제대탈출
④ 양수과다증
⑤ 양수과소증

33 완경이 진행되면서 혈중 농도가 증가하는 호르몬은?

① 인슐린
② 에스트로겐
③ 프로게스테론
④ 난포자극호르몬
⑤ 갑상선자극호르몬

34 다음 중 결핵 발생률이 높은 외국인 근로자 밀집 지역에서 건강문해력을 고려해 제공할 간호중재로 옳은 것은?

① 결핵 환자와의 접촉자 검사를 실시한다.
② 결핵 의심 시 보건소 방문 안내문을 배포한다.
③ 기숙사 내 환기를 위한 창문 개방을 강화한다.
④ 증상이 있는 근로자에게 우선 치료를 제공한다.
⑤ 그림과 쉬운 문장으로 구성된 예방 교육자료를 제공한다.

35 가정 간호사가 가족을 사정하기 위해 가정방문을 하였을 때 가장 우선적으로 해야 하는 일은?

① 대상자 건강문제 예측
② 상호관계 수립 및 신뢰 형성
③ 방문 내용 및 추후 계획 등 기록
④ 대상자의 수행과정 모니터링
⑤ 구체적인 간호 계획 수립

36 유행성 이하선염 환아의 간호중재로 옳은 것은?

① 별도의 격리는 필요 없다.
② 필요시 아스피린을 투여한다.
③ 입맛 자극을 위해 신맛 음식을 제공한다.
④ 저작기능을 위해 단단한 음식을 제공한다.
⑤ 종창 시 국소적 냉습포로 동통을 완화한다.

37 4개월 영아에게 DTaP 백신을 주사할 때 접종 부위로 옳은 것은?

① 삼각근
② 둔근
③ 복둔근
④ 대퇴직근
⑤ 외측광근

38 외래 내시경실 수간호사는 원내 공개모집으로 간호인력을 모집하려고 한다. 이와 같은 모집 방법의 장점은?

① 조직의 홍보 효과가 있다.
② 새로운 정보와 지식의 도입이 용이하다.
③ 다수 인원 채용 시 인력공급이 충분하다.
④ 모집 범위가 넓어 유능한 인재를 영입할 수 있다.
⑤ 고과기록으로 적합한 인재를 적재적소에 배치할 수 있다.

39 간호사 면허제도를 주장한 인물은?

① 푀베
② 파울라
③ 펜위크
④ 마르셀라
⑤ 클라라 바톤

40 의료법상 조산사 면허 취득을 위해 소지해야 하는 면허는?

① 의사
② 간호사
③ 간호조무사
④ 요양보호사
⑤ 임상병리사

❷ NCS 직업기초능력평가 [15문항/20분]

1 다음 중 글의 주제로 옳은 것은?

> 당뇨병은 인슐린 분비량이 부족하거나 정상적인 기능이 이루어지지 않는 대사질환의 일종으로, 혈액 중 포도당(혈액)의 농도가 높아 여러 증상 및 징후를 유발한다. 세계적으로 당뇨병 인구가 증가하고 있는데, 우리나라 역시 사회경제적인 발전으로 과식, 운동부족, 스트레스 증가 등으로 인해 당뇨병 인구가 늘어나고 있는 추세다.
>
> 발병 원인은 명확하게 규명되어 있지 않지만, 현재까지 밝혀진 바에 의하면 유전적 요인이 가장 가능성이 크다. 당뇨병 환자가 고혈당, 지질이상, 고혈압, 비만 등을 조절하지 못하면 망막증, 신증, 신경병증이나 뇌혈관질환, 관상동맥질환 등 만성 합병증으로 진행된다. 이러한 위험인자를 조절하기 위해서는 식사요법, 운동요법, 약물요법 등으로 환자 스스로 지속적인 자기관리를 할 수 있어야 한다. 이 가운데 당뇨병 교육 프로그램의 일환으로 수행되고 있는 식사요법은 제2형 당뇨병의 주 치료법으로, 이를 잘 수행하는 환자들은 대사이상이 호전되었으며 혈당 조절이 잘 되고 혈액 내 자질도 개선되었다는 보고가 있다. 개인에게 맞는 당뇨병 식사요법 교육을 받고 실천에 옮긴 환자는 공복 혈당 및 식후 2시간 혈당이 유의적으로 감소하였다. 또한 이론 교육뿐만 아니라 실습교육을 함께 받았을 때 식사요법에 대한 순응도가 높았으며 식후혈당 조절도 더 효과적으로 이루어졌다.

① 당뇨병 환자의 맞춤 식사요법 효과
② 당뇨병과 영양취약계층의 생활습관 관련성
③ 제2형 당뇨병 환자의 운동효과에 대한 고찰
④ 당뇨병 환자의 건강정보 이해능력 요인
⑤ 제2형 당뇨병 예측 가능한 위험 요인 탐색

2 다음 글의 ㉠에 들어갈 말로 가장 적절한 것은?

> 은행은 불특정 다수로부터 예금을 받아 자금 수요자를 대상으로 정보생산과 모니터링을 하며 이를 바탕으로 대출을 해주는 고유의 자금중개기능을 수행한다. 이 고유 기능을 통하여 은행은 어느 나라에서나 경제적 활동과 성장을 위한 금융지원에 있어서 중심적인 역할을 담당하고 있다. 특히 글로벌 금융위기를 겪으면서 주요 선진국을 중심으로 직접금융이나 그림자 금융의 취약성이 드러남에 따라 은행이 정보생산 활동에 의하여 비대칭정보 문제를 완화하고 리스크를 흡수하거나 분산시키며 금융부문에 대한 충격을 완화한다는 점에 대한 관심이 크게 높아졌다. 또한 국내외 금융시장에서 비은행 금융회사의 업무 비중이 늘어나는 추세를 보이고 있음에도 불구하고 은행은 여전히 금융시스템에서 가장 중요한 기능을 담당하고 있는 것으로 인식되고 있으며, 은행의 자금중개기능을 통한 유동성 공급의 중요성이 부각되고 있다.
>
> 한편 은행이 외부 충격을 견뎌 내고 금융시스템의 안정 유지에 기여하면서 금융중개라는 핵심 기능을 원활히 수행하기 위해서는 (㉠) 뒷받침되어야 한다. 그렇지 않으면 은행의 건전성에 대한 고객의 신뢰가 떨어져 수신기반이 취약해지고, 은행이 '고위험 – 고수익'을 추구하려는 유인을 갖게 되어 개별 은행 및 금융산업 전체의 리스크가 높아지며, 은행의 자금중개기능이 약화되는 등 여러 가지 부작용이 초래되기 때문이다. 결론적으로 은행이 수익성 악화로 부실해지면 금융시스템의 안정성이 저해되고 금융중개 활동이 위축되어 실물경제가 타격을 받을 수 있으므로 은행이 적정한 수익성을 유지하는 것은 개별 은행과 금융시스템은 물론 한 나라의 전체 경제 차원에서도 중요한 과제라고 할 수 있다. 이러한 관점에서 은행의 수익성은 학계는 물론 은행 경영층, 금융시장 참가자, 금융정책 및 감독 당국, 중앙은행 등의 주요 관심대상이 되는 것이다.

① 외부 충격으로부터 보호받을 수 있는 제도적 장치가

② 비은행 금융회사에 대한 엄격한 규제와 은행의 건전성이

③ 유동성 문제의 해결과 함께 건전성이

④ 제도 개선과 함께 수익성이

⑤ 건전성과 아울러 적정 수준의 수익성이

3 **다음 표준 임대차계약서의 일부를 보고 잘못 이해한 내용은 어느 것인가?**

> 임대차계약서 계약 조항
>
> 제1조〈보증금과 차임 및 관리비〉
> 갑(甲)과 을(乙)은 합의에 의하여 보증금과 차임 및 관리비를 아래와 같이 지불하기로 한다.
> • 보증금 : 금 △△원정
> • 계약금 : 금 △△원정은 계약 시에 지불하고 영수함
> • 중도금 : 금 △△원정은 2025년 11월 21일에 지불하며
> • 잔 금 : 금 △△원정은 2025년 12월 8일에 지불한다.
> • 차임(월세) : 금 △△원정은 매월 8일에 지불한다.
>
> 제4조〈임차주택의 사용〉
> 을(乙)은 갑(甲)의 동의 없이 임차주택의 구조변경 및 전대나 임차권 양도를 할 수 없으며, 임대차 목적인 주거 이외의 용도로 사용할 수 없다.
>
> 제5조〈계약의 해제〉
> 을(乙)이 갑(甲)에게 중도금(중도금이 없을 때는 잔금)을 지급하기 전까지 갑(甲)은 계약금의 배액을 상환하고, 을(乙)은 계약금을 포기하고 이 계약을 해제할 수 있다.
>
> 제9조〈계약의 종료〉
> 임대차계약이 종료된 경우에 을(乙)은 임차주택을 원래의 상태로 복구하여 갑(甲)에게 반환하고, 이와 동시에 갑(甲)은 보증금을 을(乙)에게 반환하여야 한다. 다만, 시설물의 노후화나 통상 생길 수 있는 파손 등은 을(乙)의 원상복구의무에 포함되지 않는다.

① 중도금 약정 없이 계약이 진행될 수도 있다.
② 임차주택의 구조를 변경하려면 갑(甲)의 동의가 필요하다.
③ 을(乙)은 계약금, 중도금, 차임의 순서로 임대보증금을 지불해야 한다.
④ 중도금 혹은 경우에 따라 잔금을 지불하기 전까지 계약을 해제할 수 있다.
⑤ 원상복구에 대한 의무는 을(乙)에게만 생길 수 있다.

4 **다음 중 ㉠에 들어갈 단어로 가장 적절한 것은?**

전 세계적으로 활발하게 쓰이고 있는 생성형 AI서비스는 방대한 데이터를 사전에 학습한 기계가 인간처럼 결과물을 도출한다. 생성형 AI는 체계적이고 신속하게 정보를 생산하는데, 이러한 인간과 기계의 커뮤니케이션은 인류 사회가 크게 발전했음을 의미한다. 생성형 AI 서비스 이용자는 점점 증가해, 일상의 다양한 분야에서 사용되며 (㉠)되었다. 적극적인 활용으로 콘텐츠 산업 시장 전반에 적지 않은 변화가 생겼다. 국내 생성형 AI 시장은 매년 14.9% 성장하고 있으며, 글로벌 기업들도 하루가 다르게 생성형 AI 서비스를 내놓고 있다. 글로벌 조사업체 블룸버그는 생성형 AI 글로벌 시장 규모는 향후 10년 동안 지속적으로 성장하여 2032년에는 1조 3,000억 달러(한화 약 1,800조 원)에 달할 것으로 전망한다. 그러나 여전히 생성형 AI 서비스의 결과물에 대한 법적 규율이 명확하지 않다. 생성형 AI 서비스는 기계가 인간의 창작물을 학습하여 결과물을 생성하기 때문에 저작권 침해 문제, 나아가 인간의 창작활동문제와 직결된다. 따라서 혁신적인 기술 발전에 적응해 나가며 안전한 사용을 위해서는 생성형 AI 서비스에 대한 저작권법적 고찰과 저작물 보호 방안 모색이 필요하다.

① 자동화
② 상용화
③ 분업화
④ 유기화
⑤ 표준화

5 **다음은 사업을 성공으로 이끈 A대표의 리더십에 대한 인터뷰 글이다. A대표가 가장 높게 평가할 수 있는 프로젝트 팀의 리더로 적절한 것은?**

A대표는 잡지사와 인터뷰에서 자신의 사업 성공 요인에 대하여 "신상품 개발에서 고객 서비스에 이르기까지 직원들이 자신의 업무에 확신을 가지고 노력한 결과 이렇게 엄청난 성과를 이뤄낼 수 있었다"고 말했다. 그는 "카리스마 있는 한 명의 리더보다 구성원 개개인이 가진 역량에 대한 자신감과 긍정적 사고를 높여준 것이 업무수행 성과를 높이는 계기가 되었다"고 언급하면서 "회사의 장기적인 목표 수립에 대한 이해가 구성원 모두에게 명확하게 전달되어야 한다. 그러면 직원들은 그 안에서 자신의 역할을 찾아 움직이게 된다. 이때 직원들이 스스로 해결책을 찾을 수 있도록 격려하는 것이 중요하다"고 하였다. A대표는 업무 지침과 책임에 따른 보상체계, 회사 비전 및 목표 공유, 멘토-멘티 팀 시스템이 성공의 밑거름이며, 직원이 역량을 발산할 수 있도록 도와주는 것이 전체 생산성에 막대한 영향을 끼치게 된다고 조언을 덧붙였다.

① 높은 과업지향적 행동으로 구체적인 업무를 지시하는 리더
② 직위 권한이 강하고 과업수행을 엄밀히 감독하는 리더
③ 구성원들에게 비전을 공유하고 자율과 책임을 부여하는 리더
④ 예산 관리 능력이 뛰어나고 관계지향적 행동이 높은 리더
⑤ 안정을 지향하며 현상 유지를 위해 노력하는 리더

6 다음 글을 읽고 〈상황〉에서 '수용'에 해당하는 사례로 적절한 것은?

사람들은 갈등 상황에 직면했을 때 크게 두 방향으로 대처하는데, 하나는 자기주장을 우선시하는 태도이고 다른 하나는 상대방의 입장을 이해하고 협력하려는 태도이다. 이 두 태도를 조율하여 구체적으로 나타나는 갈등 관리 방식은 강압, 회피, 타협, 수용으로 구분할 수 있다.

강압은 힘이나 권위를 앞세워 자신의 요구를 관철시키는 방식이다. 자기주장을 고수하면서 상대방을 굴복시키려 하며, 이 과정에서 지위나 권력을 이용하는 경우가 많다. 회피는 갈등을 직접 해결하지 않고 뒤로 미루는 태도이다. 갈등 자체를 외면하거나 문제를 가볍게 여겨 결정을 회피하는 특징이 있다. 그 결과 문제가 장기화되거나 해결되지 않은 채 남게 된다. 타협은 양쪽이 모두 일부 양보하여 절충안을 찾는 방식이다. 완전한 만족은 아니지만 서로 손해를 줄이는 것을 목표로 하며, 단기적으로는 갈등을 봉합할 수 있으나 근본적 해결책은 되지 못하는 한계가 있다. 수용은 상대방의 요구를 존중하면서 자신의 주장을 내려놓는 방식이다. 상대의 입장을 받아들이고 그에 맞추어 행동함으로써 갈등을 최소화하지만, 자신의 필요나 이익이 희생될 수 있다는 특징이 있다.

상황

甲회사는 직원 200명 규모의 식품 제조업체이다. 최근 원자재 가격 상승으로 인해 생산비가 크게 늘어나면서 회사의 재무 상태가 악화되었다. 경영진은 비용 절감을 위해 복리후생 일부 축소를 검토하였으나, 노조에서는 오히려 직원들의 사기 진작을 위해 기존 복리후생 제도 유지와 추가적인 안전설비 확충을 강력히 요구하였다. 당초 회사 측은 경영 부담을 이유로 난색을 표했지만, 장기적인 노사 갈등이 더 큰 손실로 이어질 수 있다고 판단하였다. 결국 회사는 재정적 부담을 감수하면서도 노조의 요구를 모두 반영하기로 결정하였고, 노조는 이에 따라 협상을 마무리하였다.

① 사측은 재정적인 부담에도 노사 갈등 장기화를 막기 위해 노조가 제시한 안을 그대로 반영하여 단체협상을 마무리하였다.

② 사측은 임금 인상 대신 복리후생 확대 방안을 내놓아, 노조의 요구와 일부 절충점을 찾았다.

③ 노조는 회사의 적자를 고려하여 당초 임금 인상 요구를 거두고 임금 동결에 합의하였다.

④ 사측은 노조와의 협상이 결렬되자 일방적으로 정리해고를 단행하였다.

⑤ 노사는 의견 차이를 좁히지 못해 당장의 협상 타결을 미루고, 추후 다시 논의하기로 하였다.

7 **甲, 乙, 丙, 丁, 戊는 모두 자차로 출퇴근한다. 다음에 제시된 조건이 모두 참일 때 항상 참인 것을 고르시오.**

> a. 모두 일렬로 주차되어 있으며 지정주차다.
> b. 차량의 색은 빨간색, 주황색, 노란색, 초록색, 파란색이다.
> c. 7년차, 5년차, 3년차, 2년차, 1년차로 연차가 높을수록 지정번호는 낮다.
> d. 지정번호가 가장 낮은 자리에 주차한 차량의 색은 주황색이다.
> e. 노란색 차량과 빨간색 차량의 사이에는 초록색 차량이 주차되어 있다.
> f. 乙의 차량 색상은 초록색이다.
> g. 1이 아닌 맨 뒷자리에 주차한 사람은 丙이다.
> h. 2년차 차량 색상은 빨간색이다.
> i. 戊의 차량은 甲의 옆자리에 주차되어 있다.

① 甲은 7년차이다.
② 戊의 차량은 주황색 차량이다.
③ 2년차 차량의 색은 빨간색이다.
④ 乙보다 연차가 높은 사람은 한 명이다.
⑤ 丙의 주차장 번호에서 丁의 주차장 번호를 빼면 3보다 크다.

8 ○○ 병원은 면접자 A, B, C, D, E 중 한 명을 채용하려고 한다. 다음 채용 기준에 근거했을 때 채용되는 사람은?

〈채용 기준〉

- 면접심사에서 가장 높은 점수를 받은 한 명을 최종적으로 채용한다.
- 면접자별 평가 항목의 점수와 가중치를 곱한 값을 합한 총점이 80점 이하인 경우 불합격 처리한다.

※ 1) 면접자별 점수는 100점 만 점이다.

2) 총점이 동점일 경우 윤리 · 책임 항목의 점수가 더 높은 면접자를 우선으로 채용한다.

[표1] 면접심사 점수

평가 항목	가중치	면접자별 점수				
		A	B	C	D	E
소통 · 공감	30%	40	80	70	90	80
헌신 · 열정	20%	60	70	60	70	80
창의 · 혁신	20%	90	50	70	80	70
윤리 · 책임	30%	80	90	90	100	90

① A
② B
③ C
④ D
⑤ E

9 기업은 올바른 행동과 가치 판단의 기준인 기업윤리를 실천하여야 한다. 다음 중 기업윤리에 대한 내용으로 적절하지 않은 것은?

① 기업은 공정한 경쟁 질서를 확립하고, 불공정 거래나 담합 행위를 배제하여야 한다.
② 기업은 이해관계자와의 약속을 성실히 이행하고, 신뢰를 바탕으로 장기적인 협력 관계를 유지하여야 한다.
③ 기업은 단기적인 이윤 극대화를 위해 사회적 책임보다 주주의 이익을 우선시하여야 한다.
④ 기업은 임직원에게 안전하고 쾌적한 근무 환경을 제공하며, 차별 없는 고용 기회를 보장하여야 한다.
⑤ 기업은 환경보호와 지역사회 공헌 활동을 통해 지속가능한 성장을 추구하여야 한다.

10 다음 사례를 통해 알 수 있는 직업 정신으로 적절한 것은?

작년 여름, 국내 한 지역에서 대규모 교통사고가 발생하여 많은 부상자가 인근 병원으로 이송되었다. 당시 응급실은 인력과 자원이 부족한 상황이었으나, 의료진은 환자의 중증도를 신속히 분류하여 가장 위급한 환자부터 치료하였다. 일부는 휴식 없이 밤새 환자를 돌보았고, 모든 의료진은 자신의 안전을 뒤로한 채 출혈 환자 곁을 지키며 응급처치를 이어갔다. 경증 환자들에게도 차별 없는 진료를 제공하였고, 심리적 충격을 받은 환자 가족들에게 위로와 안내를 아끼지 않았다. 이 과정에서 여러 의료인은 탈진 상태에 이르렀지만 끝까지 자리를 지키며 환자 치료와 구조 활동에 헌신하였다.

① 근면과 성실을 바탕으로 자신의 업무를 수행하며 직업적 보람을 추구해야 한다.
② 사회적 책임을 자각하고 공동체의 건강 증진을 위해 도덕적 의무를 다해야 한다.
③ 봉사정신과 희생정신을 가지고 환자의 생명과 안전을 위해 헌신해야 한다.
④ 직업 활동을 통해 자신의 전문성을 강화하고 직무 표준을 제시해야 한다.
⑤ 직업적 성취와 보상을 중시하며 개인적 만족을 우선시해야 한다.

11 프로그래밍 순서로 옳은 것은?

㉠ 목적프로그램	㉡ 원시프로그램
㉢ 번역(Compile)	㉣ 링킹(Linking)
㉤ 로딩(Loading)	㉥ 프로그램 실행

① ㉠ → ㉡ → ㉣ → ㉤ → ㉢ → ㉥
② ㉠ → ㉥ → ㉣ → ㉡ → ㉢ → ㉤
③ ㉡ → ㉢ → ㉠ → ㉣ → ㉤ → ㉥
④ ㉡ → ㉤ → ㉣ → ㉠ → ㉥ → ㉢
⑤ ㉥ → ㉢ → ㉠ → ㉤ → ㉣ → ㉡

12 **개념과 설명의 연결이 옳지 않은 것은?**

① 비트(Bit) – Binary Digit의 약자로 데이터(정보) 표현의 최소 단위이다.

② 바이트(Byte) – 하나의 문자, 숫자, 기호의 단위로 8Bit의 모임이다.

③ 레코드(Record) – 하나 이상의 필드가 모여 구성되는 프로그램 처리의 기본 단위이다.

④ 파일(File) – 항목(Item)이라고도 하며, 하나의 수치 또는 일련의 문자열로 구성되는 자료처리의 최소 단위이다.

⑤ 워드(Word) – 컴퓨터 내에서 취급하는 정보단위로 하나의 명령이 1워드와 같다.

13 **다음 중 기억 용량 단위가 작은 것부터 순서대로 나열한 것은?**

① GB → MB → TB → PB → EB → KB

② GB → TB → PB → EB → KB → MB

③ EB → KB → MB → GB → TB → PB

④ EB → PB → KB → MB → GB → TB

⑤ KB → MB → GB → TB → PB → EB

14 A 쇼핑몰의 판매 분야별 일평균 매출이다. [B12] 셀에 수식 '=LARGE(B2:B11,2)'를 입력할 때 출력되는 값은?

보기

	A	B
1	판매 분야	일평균 매출
2	직구	813,450
3	패션	2,465,960
4	미용	976,360
5	가전	2,506,970
6	가구	1,796,800
7	식품	1,348,000
8	문구	539,610
9	여행	3,965,400
10	스포츠	775,200
11	반려동물	643,250
12		
13		

① 직구

② 패션

③ 813,450

④ 2,465,960

⑤ 2,506,970

15 KQIDKQ2025034526 코드의 제품 정보로 옳은 것은?

보기

〈코드 부여 방식〉

제품 종류 코드	제품 종류	제조 지역 코드	제조 지역
KQID	USB	RQ	서울
KIDF	보조배터리	EA	대전
RONI	무선 충전기	KQ	대구
RTPP	휴대용 선풍기	GH	부산
JSOO	필름 카메라	RN	울산

※ 1) 제품종류 – 제조 지역 – 제조 연도 – 일련번호

2) 일련 번호는 제조된 순서를 나타내며 0001부터 시작함

예 : 2022년 12월에 부산에서 2698번째로 만들어진 필름카메라

→ JSOOGH2022122698

① 2025년 3월에 서울에서 34526번째로 만들어진 USB

② 2025년 3월에 대구에서 4526번째로 만들어진 USB

③ 2025년 3월에 대구에서 34526번째로 만들어진 보조배터리

④ 2025년 3월에 대전에서 34526번째로 만들어진 보조배터리

⑤ 2025년 3월에 울산에서 4526번째로 만들어진 무선 충전기

제 02 회 실력평가 모의고사

1 전공 필기시험 [40문항/50분]

1 1정이 250mg인 이부프로펜(ibuprofen)을 하루 0.5g q.i.d. PO로 처방했다. 이 처방에 따른 하루 총 복용 정 수는?

① 4정
② 6정
③ 8정
④ 10정
⑤ 12정

2 석고붕대나 견인으로 부동 상태 대상자에게 다리 근력 유지를 위해 가장 권장하는 운동은?

① 등속성 운동
② 등장성 운동
③ 등척성 운동
④ 수동 운동
⑤ 능동 운동

제한 시간	70분
맞힌 문항	______ / 55문항
회독 수	1 □ 2 □ 3 □

3 정상인 폐에서 들리는 타진음으로 옳은 것은?

① 편평음
② 둔탁음
③ 공명음
④ 과공명음
⑤ 고창음

4 삼출액의 적은 상처의 1차 드레싱 방법으로, 표재성 피부 손상에 적절한 상처드레싱은?

① 거즈 드레싱
② 하이드로 콜로이드 드레싱
③ 투명(필름) 드레싱
④ 하이드로 겔 드레싱
⑤ 폴리우레탄 폼드레싱

5 혈압 측정 시 실제보다 혈압이 높게 측정 되는 경우는?

① 팔 둘레에 비해 넓은 커프를 사용했을 때
② 팔 위치가 심장보다 낮을 때
③ 수은 기둥이 눈높이보다 아래에 있을 때
④ 밸브를 빨리 풀었을 때
⑤ 커프에 충분한 공기를 주입하지 않았을 때

6 **방광 과잉 팽만 등으로 소변이 방광을 넘쳐 불수의적으로 발생하는 실금은?**

① 복압성 요실금
② 긴박성 요실금
③ 기능성 요실금
④ 반사성 요실금
⑤ 역리성 요실금

7 **섬망 상태의 환자가 병실 천장을 가리키며 "지금 저기 누가 매달려 있어요! 나를 내려다 보고 있어요!"라고 말하며 불안해한다. 이 증상은?**

① 망상
② 착각
③ 환각
④ 전환
⑤ 이인증

8 **공격성이 높은 대상자의 간호중재로 적절한 것은?**

① 대상자의 행동을 강하게 제지하며 즉각적인 사과를 요구한다.
② 분노 표현을 무시하고 다른 환자에게 관심을 돌린다.
③ 대상자를 넓고 개방된 공간에 있도록 한다.
④ 위협적 언행에 맞서 논리적으로 반박하고 설득한다.
⑤ 뜨개질 등 정적인 활동을 하도록 한다.

9 **여아가 엘렉트라 콤플렉스를 건강하게 해결해 나가는 데 도움이 되는 방어기제는?**

① 억제
② 투사
③ 동일시
④ 주지화
⑤ 합리화

10 **성숙위기에 해당하는 사건은?**

① 지진
② 결혼
③ 정년퇴직
④ 만성 간경화 진단
⑤ 사랑하는 사람의 죽음

11 **치료적 의사소통 중 대상자가 중요한 주제에서 벗어나지 않도록 하나의 주제에 집중하게 도와주는 기술은 무엇인가?**

① 적극적 경청
② 초점 맞추기
③ 명료화
④ 재진술
⑤ 정보 제공

12 조현병의 증상 중 뚜렷한 목적 없이 신체적인 운동을 반복하는 것은 무엇인가?

① 긴장성 혼미
② 상동증
③ 기행증
④ 자동증
⑤ 거부증

13 쿠싱 증후군 환자에게 나타나는 증상으로 옳지 않은 것은?

① 고혈압
② 체중 증가
③ 골다공증
④ 저혈당
⑤ 가늘어진 사지

14 심근 효소 중 하나로 심근 손상 후 혈류로 유출되며 심근 세포에만 존재하는 지표로 옳은 것은?

① 트로포닌 T
② LDH
③ 미오글로빈
④ CK-MB
⑤ AST

15 만성 림프성 백혈병(CLL)에 대한 설명으로 옳지 않은 것은?

① 7세 미만 아동에게 호발한다.
② 잠행성으로 발병한다.
③ 미성숙 과립구가 비정상적으로 증식한다.
④ B림프구가 악성으로 변형된다.
⑤ 림프절에 작고 비정상적인 B림프구가 축적된다.

16 수막염 의심 환자의 요추천자 검사 후 간호중재로 옳은 것은?

① 수분 섭취를 제한한다.
② 검사 부위에 온찜질을 적용한다.
③ 합병증 예방을 위해 조기이상을 한다.
④ 두통 감소를 위해 똑바로 앉도록 한다.
⑤ 배뇨곤란, 체온 상승 시 즉시 담당의에게 알린다.

17 좌측 팔 절단으로 인해 대량의 출혈이 있었던 대상자가 창백하고 식은땀을 흘리며 맥박이 빨라지고 혈압이 떨어지는 증상을 보이고 있다. 가장 먼저 시행해야 할 간호중재는?

① 체온을 측정한다.
② 산소를 공급한다.
③ 의식 수준을 사정한다.
④ 혈액형 검사를 위해 혈액을 채취한다.
⑤ 정맥로를 확보하고 수액을 빠르게 투여한다.

18 유방절제술을 받은 50세 여성에게 수술한 쪽의 팔을 심장보다 높게 유지하도록 교육하는 이유는?

① 림프부종 예방
② 통증 완화
③ 출혈 예방
④ 근 위축 예방
⑤ 상지 혈전 형성 예방

19 담석 발생의 위험요인으로 옳지 않은 것은?

① 여성보다 남성에게 두 배가량 호발한다.
② 비만 또는 장기간 금식 시 담석 발생 위험도를 증가시킨다.
③ 40세 이후 발생 확률이 급격히 증가한다.
④ 고지방, 고탄수화물 식이는 콜레스테롤을 높여 위험률이 증가한다.
⑤ 중성지방이 높은 당뇨환자의 경우 담석 발생 확률이 증가한다.

20 녹내장 수술 후 산동제를 투여하는 주된 목적은?

① 동공 축소 방지
② 후방 유착 방지
③ 안내 출혈 유도
④ 전방각 폐쇄 촉진
⑤ 섬유주 기능 강화

21 결핵환자에게서 나타나는 괴사성 변형으로 백혈구, 괴사 폐조직으로 인해 조직이 치즈같은 형태로 변하는 현상은?

① 석회화
② 유기화
③ 건락화
④ 유리화
⑤ 섬유화

22 부갑상샘 기능 저하증 환자에게 나타나는 특징적인 사정 결과는?

① 혀 마름
② 복부 팽만
③ 손발 부종
④ 갈증 증가
⑤ 테타니 징후

23 퇴행성 질환의 특징으로 옳지 않은 것은?

① 알츠하이머는 가까운 기억부터 손실된다.
② 다발성경화증은 중추신경계의 만성 퇴행성 질환이다.
③ 헌팅턴 무도병은 도파민이 상대적으로 상승한다.
④ 중증 치매는 지남력 장애를 동반하며 배회, 야간착란 등 행동증상이 나타난다.
⑤ 파킨슨병은 도파민 분비 증가로 떨림이 특징이다.

24 다음 중 분만의 전구 증상으로 옳은 것은?

① 체온 상승
② 혈성 이슬
③ 양수색전증
④ 배뇨량 감소
⑤ 횡격막 압박 증가

25 3년 전 마지막으로 월경을 한 55세 여성이 혈액이 섞인 질 분비물, 소양감, 성교통을 호소하여 내원하였다. 이 여성의 증상 완화를 위한 중재로 옳은 것은?

① metronidazole을 투여한다.
② 몸에 딱 맞는 속옷 착용을 권장한다.
③ 에스트로겐 질정을 투여한다.
④ 회음부를 뒤에서 앞으로 닦는다.
⑤ 필요시 냉동치료법을 시행한다.

26 질 분만 시 회음절개술을 받은 산모에게 분만 후 회음부에 얼음주머니를 적용하는 목적은?

① 두통 완화
② 식욕 증진
③ 쇼크 방지
④ 제대탈출 방지
⑤ 출혈과 부종 완화

27 재태 기간 36주 3일로 출생한 신생아가 호흡 40회/분, 맥박 130회/분, 수축기 혈압 70mmHg, 피부 체온 37℃이며 횡격막과 복벽 근육을 사용하여 복식호흡을 하고 있다. 10초간 호흡이 정지하는 현상을 보였을 때 신생아의 상태로 옳은 것은?

① 정상호흡
② 태변흡인증후군
③ 호흡곤란증후군
④ 기관지 · 폐이형증
⑤ 미숙아무호흡증

28 신증후군을 진단받은 아동의 간호중재로 옳은 것은?

① 저염식이, 영양식이를 제공한다.
② 일차 치료제로 면역억제제를 사용한다.
③ 부종이 심할 경우 수분 섭취를 격려한다.
④ 스테로이드 치료 시 구토할 경우 공복에 투약한다.
⑤ 피부 손상 방지를 위해 잦은 체위변경은 권장하지 않는다.

29 아토피성 피부염으로 진단받은 아동에게 서늘한 환경을 제공하는 이유는?

① 감염 예방
② 소양감 완화
③ 면역력 강화
④ 혈액순환 촉진
⑤ 피부 각질 회복 촉진

30 보건사업 과정에서 지역주민의 주도성에 따른 참여 단계를 구분할 때 주도성이 가장 작은 것은?

① 동원
② 협력
③ 협조
④ 개입
⑤ 주도

31 다음의 지역 인구통계자료를 바탕으로 산출한 노년부양비는?

> • 0 ~ 14세 인구 : 3,000명
> • 15~ 64세 인구 : 12,000명
> • 65세 이상 인구 : 6,000명

① 50
② 75
③ 90
④ 110
⑤ 200

32 방문간호사가 우선적으로 해결해야 할 다음 대상자의 건강 문제는?

> 고혈압이 있는 75세 독거노인이 열흘 전 폐렴으로 입원 치료 후 퇴원하였다. 퇴원 이후 항생제 복용 중 속쓰림과 메스꺼움을 느껴 임의로 복용을 중단하였다. 하루 두 끼만 간신히 챙겨 먹고 있으며, 혼자 있는 시간이 많고 최근에는 "밖에 나가기도 귀찮고 아무도 보고 싶지 않다"고 말하였다.

① 우울 증상
② 감염 재발
③ 사회적 고립
④ 약물치료 중단
⑤ 영양 섭취 부족

33 절주 상담을 진행하던 중, 대상자가 "술을 줄인 지 6개월이 넘었어요. 요즘은 술자리를 아예 피해요."라고 말했다. 범이론적모형(TTM)에 근거할 때 이 대상자의 행위변화단계는?

① 계획 전 단계
② 계획 단계
③ 준비 단계
④ 행동 단계
⑤ 유지 단계

34 간호사의 행위 중 주의의무 태만에 해당하는 경우는?

① 의사의 잘못된 처방이 의심되었으나 지나쳤다.
② 동료 간호사에게 환자에 대한 비밀을 누설하였다.
③ 전단적 의료가 가능하지 않은 경우임에도 투약 행위에 대한 설명을 하지 않았다.
④ 간호학생의 임상실습 목적으로 투약준비를 시킨 후 그대로 환자에게 주입하였다.
⑤ 예정된 시간에 약물을 투여해야 하는데 바쁜 나머지 잊어버리고 투약하지 못했다.

35 외적 보상에 해당하는 것은?

① 승진 기회
② 휴가비 지원
③ 의사결정 참여
④ 탄력적 근무시간
⑤ 업무 자율성 증대

36 20% 소수의 원인이 80%의 문제를 유발한다는 원칙에 근거하여 주요 원인을 확인하는 질 관리 도구는?

① 파레토 차트
② 히스토그램
③ 원인결과도
④ 산점도
⑤ 런차트

37 환자가 전동할 시 간호사의 할 일은?

① 수납 여부를 확인한다.
② 지역사회 이용 가능한 기관과 연계한다.
③ 병동 내 규칙과 입원 생활에 대해 설명한다.
④ 자가 간호에 필요한 지식과 기술을 교육한다.
⑤ 의무기록 누락을 확인하고 전동일지를 기록한다.

38 「의료법」상 의료기록 보존기간이 가장 긴 것은?

① 처방전
② 조산기록부
③ 방사선 사진
④ 간호기록부
⑤ 수술기록

39 성매개감염병에 감염되어 그 전염을 매개할 상당한 우려가 있다고 해당 시장이 인정하는 사람이 「감염병의 예방 및 관리에 관한 법률」에 의해 성매개감염병과 관련하여 받아야 하는 것은?

① 예방접종
② 건강진단
③ 체력검사
④ 표본감시
⑤ 역학조사

40 「연명의료결정법」상 지정된 호스피스의 날로 옳은 것은?

① 매년 9월 셋째 주 토요일
② 매년 9월 넷째 주 토요일
③ 매년 10월 첫째 주 토요일
④ 매년 10월 둘째 주 토요일
⑤ 매년 11월 셋째 주 토요일

2 NCS 직업기초능력평가 [15문항/20분]

1 다음 글을 참고할 때 ㉠에 대한 반응으로 적절하지 않은 것은?

인간은 자신과 얼굴 생김새가 지나치게 비슷하지만 인간이 아닌 존재를 볼 때 불쾌함, 거부감, 섬뜩함 등을 느낀다. 이러한 심리적 현상을 '불쾌한 골짜기' 현상이라고 한다. 일본의 로봇 공학자 모리가 발표한 불쾌한 골짜기 이론에 따르면 로봇의 외관, 즉 얼굴 형상이 인간과 유사해질수록 점점 호감도가 증가하지만, 유사성이 어느 지점에 도달하면 오히려 호감도가 낭떠러지처럼 급격하게 떨어졌다가 인간과 구별하지 못할 정도로 닮았을 때 호감도는 다시 상승한다. 마치 우리가 등산을 할 때 언덕을 오르고, 내려가는 것처럼 로봇에 대한 호감도는 로봇 외관의 유사성과 함께 증가하다가 다시 떨어지는 비선형적 관계에 있다는 것이다.

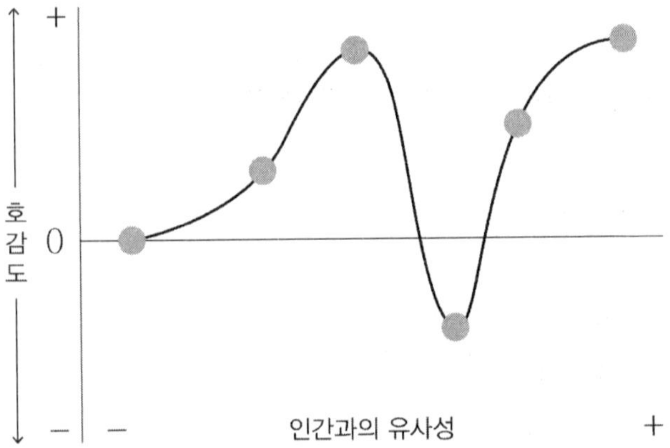

크게 산업용 로봇과 지능형 로봇으로 구분할 수 있는데, 산업용 로봇은 인간과는 전혀 다른 모습으로, 인간은 호감도나 거부감 등을 느끼지 못한다. 하지만 지능형 로봇은 인간, 동물과 유사한 로봇으로 걷고, 뛰는 등의 행위로 할 수 있다. 지능형 로봇을 접한 인간들은 어느 정도 호감을 느끼는데 이는 인간이 아닌 대상으로부터 인간과 유사한 점을 찾으려고 하기 때문이다. 그러나 산업용 로봇부터 인간과 유사한 로봇까지 유사성을 점차 증가시켜 호감도와의 관계를 측정한 결과, 불쾌한 골짜기의 관계가 나타났다. 한 연구 참가자들에게 인형의 얼굴부터 실제 사람의 얼굴까지 합성한 사진에 대해 긍정적/부정적 인상이 형성되는 정도를 평정하도록 하였을 때, 실제 사람의 얼굴과 유사한 지점부터 불쾌한 골짜기가 나타났다. 즉, 인간의 모습과 더 많이 유사할수록 호감도가 오히려 감소될 수 있다는 것을 알 수 있다.

㉠ 甲은 은행에 고객들에게 직원 유니폼을 입고 자동으로 인사하는 마네킹 로봇을 보고 이유 모를 불쾌함과 거부감이 들었다.

① 甲은 인간과 유사한 외관의 마네킹 로봇을 보고 불쾌한 골짜기 현상을 경험했다.
② 마네킹 로봇이 강아지 로봇이었다면 甲은 인간과 유사한 점을 찾으려고 했을 것이다.
③ 마네킹 로봇이 유니폼을 입지 않고 있었다면 호감도가 증가했을 것이다.
④ 산업용 로봇이었다면 甲은 불쾌감과 거부감을 나타내지 않았을 것이다.
⑤ 마네킹 로봇은 인간과 외관이 유사하나 인간과 구별하지 못할 정도로 유사하지는 않을 것이다.

2 다음 글을 읽고 ㉠에 들어갈 접속사를 고르시오.

도넛 현상은 도시 중심지의 상주 인구가 감소하는 반면, 주변 교외 지역은 성장과 확장을 겪는 도시 개발 패턴이다. 즉, 낮에는 상업 및 업무 기능이 있는 도시 중심지로 모이나, 저녁에는 교외 지역으로 빠져나가는 현상이다. 도넛의 중심에는 버려진 건물, 쇠퇴하는 인프라, 인구 감소 등이 특징인 구멍이 있다. 이러한 감소에 기여하는 요인으로는 사람들이 더 큰 집, 더 좋은 학교, 더 안전한 동네를 찾아 도심에서 벗어나는 교외화 등이 있는데, 도시 지역의 제조업 쇠퇴와 같은 경제적 변화도 도시 중심의 공동화에 기여하여 실업과 빈곤을 초래한다.

한편, 도넛의 바깥쪽 고리는 급속한 성장과 발전을 겪는다. 교외 지역은 넓은 주택, 녹지 공간, 현대적인 편의시설로 새로운 거주자들을 끌어들이고 있으며, 고속도로 등을 포함한 교통망으로 사람들이 출퇴근하면서 도심에서 더 멀리 떨어진 곳에서도 살기가 더 쉬워졌다. (㉠) 교외는 무분별한 개발로 인해 교통 혼잡이 증가하고 대기 오염이 발생하며 자연 서식지가 손실되고 있다. 교외 지역은 도시 중심지에서 발견되는 공동체 의식과 문화적 다양성이 결여되어 사회적 고립을 초래하고 교통수단으로 자동차에 의존하는 경우가 많다. 자동차 중심 접근 방식은 교통 혼잡, 대기 오염, 화석 연료 의존도를 악화시켜 환경 파괴와 공중 보건 문제를 야기할 수밖에 없다. 이와 같은 도넛 현상을 해결하기 위해 도시 계획가와 정책 입안자들은 지속 가능한 교외 성장을 촉진하면서 도심을 활성화하는 전략을 모색하고 있다. 전반적으로, 도넛 현상을 이해하고 해결하는 것은 변화하는 인구통계 및 경제 추세에 맞서 공평하고 지속 가능하며 회복력이 있는 도시와 교외 지역을 만드는 데 필수적이다.

① 즉
② 또는
③ 그러나
④ 게다가
⑤ 왜냐하면

3 다음 글의 제목으로 가장 적절한 것은?

> 甲사는 최근 전자결재 시스템을 새롭게 도입하였다. 그동안 종이 문서를 통한 결재는 시간이 오래 걸리고, 결재 과정에서 문서 분실이나 중복 결재가 발생하는 문제가 있었다. 새로운 시스템은 이러한 비효율을 줄이고, 결재 과정을 전산화하여 기록을 자동으로 보관한다.
>
> 또한 전자결재 시스템은 결재 진행 상황을 실시간으로 확인할 수 있어, 업무 담당자는 어느 단계에서 결재가 지연되고 있는지 즉시 파악할 수 있다. 이를 통해 불필요한 대기 시간을 줄이고, 전체 업무 처리 속도를 높일 수 있다. 나아가 결재 과정에서의 투명성을 확보하여 책임 소재를 명확히 하는 효과도 있다.
>
> 결국 전자결재 시스템의 도입은 단순한 업무 편의성 향상을 넘어, 조직 전체의 효율성과 신뢰성을 높이는 중요한 변화라 할 수 있다.

① 전자결재 시스템 도입을 하지 않았던 이유

② 전자결재 시스템 도입이 조직 효율성을 높이는 효과

③ 전자결재 과정에서 발생하는 문서 분실과 중복 결재의 문제

④ 전자결재 시스템의 한계와 향후 과제

⑤ 종이 문서 결재의 장점과 필요성

4 다음 글의 ㉠에 들어갈 말로 가장 적절한 것은?

> 시장경제를 움직이는 기본 동력은 경쟁이므로 경쟁이 도리에 어긋난다고 보는 풍토에서 시장경제의 정착은 쉽지 않다. 경쟁에 대한 부정적 편견은 동양문화권이 특히 더하고 우리의 전통 문화와 의식에도 경쟁을 배척하는 요소가 강하다. 여기에 공동체적 연대의식이 가세하면 시장경쟁은 더욱 제한받는다. 이러한 문화요소가 강화되면 시장경제의 동력인 경쟁은 심각하게 위축되기 쉽다.
>
> 그런데 인간생활에서 시장의 역할은 급팽창하고 있고 특히 현대인은 시장을 떠나서는 생활 자체가 불가능하다. 오늘날에도 시장경쟁을 거부하고 생활물자를 스스로 개별적으로, 또는 동료들끼리 공동체를 결성하여, 생산하는 사람들이 있지만 그 규모는 극히 작다. 자발적 경쟁 수용이 대세일 만큼 우리 생활에서 경쟁은 중요하다. 이상적 시장경제가 동력으로 삼는 경쟁은 정확히 노자의 (㉠)의 원리에 부합하는 다투지 않는 경쟁이다. 남들이 이미 점유한 자리는 피하고 아무도 관심을 보이지 않는 낮은 자리를 찾아서 머무는 물의 특성은 다른 사람의 재산권을 존중하면서 이익을 추구하는 진정한 시장경쟁의 면모를 그대로 나타낸다. 시장경쟁은 사람들이 잘 몰라서 누구도 거들떠보지 않는 기회를 찾는 경쟁일 뿐 결코 남이 이미 가지고 있는 것을 빼앗는 쟁탈이 아니다.

① 무위자연(無爲自然)

② 산고수장(山高水長)

③ 상선약수(上善若水)

④ 수어지교(水魚之交)

⑤ 형설지공(螢雪之功)

5 다음 글을 읽고 알 수 있는 것은?

> 인간의 몸은 70%의 물로 이루어져 있으며 모든 신체 기관의 기능을 유지하는 데 매우 중요한 부분을 차지한다. 체내 수분은 생태에 일어나는 생화학적 반응의 용매로서 작용할 뿐만 아니라 영양소의 운반 · 배출 · 분비, 삼투압 조절 및 체온 조절 등에 관여한다. 적절한 양의 수분 섭취는 혈량을 유지하는 데 필수적이며 체내 영양 공급 및 노폐물 배설에도 주요한 역할을 한다. 신체의 항상성 유지, 면역력 증진 등에도 도움이 된다. 체외로 배출되는 수분은 성인 기준으로 하루 1,400ml, 대변으로 100ml, 땀과 호흡 등으로 1,000ml를 배출한다. 수분 섭취량은 염분 섭취나 체중, 활동량, 신체 칼로리 소모량, 기온 등에 따라 달라지며 매체에서 권장하는 양도 다르지만, 일반적으로 하루에 1.5 ~ 2L까지 섭취할 것을 권장한다.

① 수분 부족으로 나타나는 증상
② 수분 섭취 시 주의사항
③ 하루 권장 체외 수분 배출량
④ 체내 수분의 역할
⑤ 수분이 피부미용에 미치는 영향

6 A, B, C, D, E는 4시에 영화 관람을 약속했다. 이들이 도착한 것이 〈보기〉와 같을 때, 옳은 것은?

> 보기
>
> • A 다음으로 바로 B가 도착했다.
> • B는 D보다 늦게 도착했다.
> • B보다 늦게 온 사람은 한 명뿐이다.
> • D는 가장 먼저 도착하지 못했다.
> • 동시에 도착한 사람은 없다.
> • E는 C보다 일찍 도착했다.

① D는 두 번째로 약속장소에 도착했다.
② C는 약속시간에 늦었다.
③ A는 가장 먼저 약속장소에 도착했다.
④ E는 제일 먼저 도착하지 못했다.
⑤ B가 도착하기 바로 전에 C가 도착했다.

7 **다음은 甲, 乙, 丙, 丁의 OX 시험 답안지이다. 총점 25점 만점 중 점수가 다음과 같을 때 乙의 총점은? (단, 각 문항당 5점이며, 乙은 甲보다 낮거나 같은 점수다)**

구분	1번	2번	3번	4번	5번	총점(25점)
甲	O	X	X	X	O	10점
乙	X	O	X	O	O	?
丙	O	X	O	O	O	20점
丁	X	X	O	O	O	15점

① 0점
② 5점
③ 10점
④ 15점
⑤ 알 수 없음

8 **다음은 고객의 불만과 이에 대한 대응 방법에 대한 설명이다. 이를 기준으로 〈보기〉의 ㉠, ㉡을 판단할 때 적절하지 않은 것은?**

> 고객 불만은 크게 두 가지로 구분할 수 있는데, 첫째는 주관적 불만이다. 고객이 개인의 기호나 감정적인 이유로 불만을 제기하는 경우로, 실제 제품이나 서비스에 객관적 문제가 없는 상황이다. 이때는 고객의 감정을 존중하고 성의 있는 사과와 공감, 개선 의지 표현으로 대응하는 것이 적절하다. 둘째로, 객관적 불만이다. 제품이나 서비스 자체에 결함이 있거나, 제도·정책상 명백한 잘못으로 고객이 피해를 입은 경우를 말한다. 이때는 교환, 환불, 보상 등 실질적이고 즉각적인 조치가 필요하다.

보기

㉠ "포장 디자인이 마음에 안 들어요."
㉡ "스크래치가 나고 파손된 제품이 왔어요."

① ㉠은 주관적 불만에 해당한다.
② ㉡은 객관적 불만에 해당한다.
③ ㉠에서는 진심 어린 사과와 공감이 적절한 대응이다.
④ ㉡에서는 환불이나 교환 등 실질적인 조치가 필요하다.
⑤ ㉠에서는 고객이 요구하는 대로 환불을 해주는 것이 최선의 대응이다.

9 다음 ㈎, ㈏ 사례에서 가장 중요한 팀워크 요소는 무엇인가?

> ㈎ A 스타트업 개발팀은 신제품 앱을 출시하기 위해 밤낮없이 노력했다. 프로젝트 초반에는 각자 전문성이 달라, 의견 충돌이 잦았고 일정이 지연되기도 했다. 그러나 팀장은 회의를 정기적으로 열어, 서로의 아이디어를 존중하고 의견 차이를 조율하도록 했고 그 결과 팀원들은 점차 상대의 강점을 인정하며 협업하게 되었다. 결국 이 앱은 출시 직후 큰 호응을 얻으며 회사의 대표 서비스로 자리잡았다.
>
> ㈏ 한 국제 구호단체는 재난 지역에 긴급 구조팀을 파견했다. 현장 상황은 열악했고, 언어와 문화 차이로 초기에는 혼선이 빚어졌다. 하지만 구조팀은 명확한 의사소통 체계를 마련하고 역할을 분담했으며, 서로의 경험과 방식을 존중하며 협력했다. 그 결과 짧은 시간 안에 많은 사람을 구조할 수 있었고, 현지 주민들에게 깊은 신뢰를 얻을 수 있었다.

① 개인의 역량
② 상호 간의 존중
③ 명확한 보상 체계
④ 리더의 통솔력
⑤ 경쟁을 통한 성과

10 다음 사례에서 나타난 비효율적 팀의 징후로 적절한 것은?

> 신제품 마케팅 전략을 수립하기 위한 A팀은 첫 회의부터 문제가 나타났다. 팀원들은 각자 다른 의견만 주장하며 합의점을 찾지 못했고, 회의는 결론 없이 길어졌다. 또한 팀 리더는 방향을 제시하기보다는 중재에만 치중해 주도성이 부족해 보였다. 결국 일부 팀원은 자신이 맡은 역할보다 과도한 일을 떠안게 되었고, 다른 팀원은 책임을 회피하며 갈등이 심화되었다.

① 팀 전체가 강한 결속력을 보이고 있다.
② 역할 분담이 균형 있게 이루어지고 있다.
③ 팀원 간 자유로운 의견 교환이 이루어지고 있다.
④ 회의가 효율적으로 진행되어 빠른 합의에 도달하고 있다.
⑤ 팀 리더의 주도성 부재로 방향 제시가 이루어지지 않고 있다.

11 **최근 기업들은 단순한 이윤을 추구하는 집단의 형태를 벗어나 자신들의 이익의 일부분을 사회로 환원하는 사회적 책임(CSR)을 강조하는 형태로 변화하고 있다. 다음 중 사회적 책임을 실천하는 기업의 사례로 옳지 않은 것은?**

① A 식품회사는 결식아동을 위해 지역 아동센터에 무료 급식을 지원하고 있다.

② B 은행은 다양한 계층의 금융 이해력을 높이기 위해 온라인 무료 강의를 제공하고 있다.

③ C 전자는 임직원의 사기 진작을 위해 사내 동호회 활동비를 지원하고 있다.

④ D 항공사는 탄소 배출을 줄이기 위해 분기마다 나무 심기 캠페인을 진행하고 있다.

⑤ E 출판사는 문화 소외 계층을 위해 매년 지역구를 선정해 도서관에 도서를 기부하고 있다.

12 **〈보기〉의 A가 위반한 직업윤리는 무엇인가?**

> 보기
>
> 입사한 지 3년차가 된 A는 그동안 자신이 해야 하는 업무임에도 불구하고 귀찮고 손이 많이 가는 일은 후배에게 시키고 자신이 한 것처럼 보고했다. 기한이 정해진 업무에도 불성실하게 처리하다가 실수했는데, 이를 숨기고 후배에게 떠넘기다가 결국 징계를 받았다.

① 정직과 신용의 원칙

② 고객중심의 원칙

③ 객관성의 원칙

④ 공정경쟁의 원칙

⑤ 전문성의 원칙

13 〈보기〉 시트의 [D10]셀에서 = 'DCOUNT(A1 : D6,3,A8 : B10)'을 입력했을 때 결과 값으로 옳은 것은?

보기

	A	B	C	D
1	차종	연식	주행거리	색상
2	SUV	2024	5000	검은색
3	세단	2023	100000	흰색
4	SUV	2018	12000	파란색
5	세단	2020	25000	검은색
6	SUV	2019	150000	흰색
7				
8	차종	연식		
9	세단			
10		>2020		

① 1

② 2

③ 3

④ 4

⑤ 5

14 다음 중 Windows의 [명령 프롬프트]에서 네트워크의 현재 상태나 다른 컴퓨터의 네트워크 접속 여부를 확인하는 명령어로 옳은 것은?

① ping

② ipconfig

③ tracert

④ nbtstat

⑤ net view

15 다음 온라인몰 주문현황을 통해 A시 a구의 평균 주문 금액을 구할 수 있는 함수식을 〈보기〉에서 모두 고르면?

	A	B	C	D	E	F
1						
2		no.	제품	배송지	배달 방법	주문 금액
3		1	사과 1Box, 샤인머스켓 1봉지	A시 a구	당일	42,000
4		2	쌀 20kg	C시 c구	예약	45,000
5		3	절임배추 20kg	D시 d구	예약	43,000
6		4	샤브샤브 밀키트, 부대찌개 밀키트	B시 b구	픽업	21,000
7		5	애호박 2개, 양파 5개입	C시 c구	당일	15,000
8		6	캠핑전용 전골 밀키트	A시 a구	일반	24,900
9		7	팽이버섯 3봉지, 상추 2봉지	D시 d구	일반	9,800
10		8	삼겹살 2근	D시 d구	픽업	35,000
11		9	다진육 500g, 돼지갈비 1근	B시 b구	당일	40,000
12		10	잡곡 5kg, 찹쌀 3kg	A시 a구	예약	54,000
13		11	마라탕 밀키트, 탕후루 밀키트	B시 b구	픽업	29,900

보기

㉠ =AVERAGEIF(D3:D13,D3,F3:F13)
㉡ =DATEDIF(D3:D13,D3,F3:F13)
㉢ =SUMIF(D3:D13,D3,F3:F13)/COUNTIF(D3:D13,D3)
㉣ =COUNTIF(D3:F13,D3)

① ㉠, ㉢

② ㉠, ㉣

③ ㉡, ㉢

④ ㉢, ㉣

⑤ ㉠, ㉡, ㉢

제 03 회 실력평가 모의고사

1 전공 필기시험 [40문항/50분]

1 약물 투약 전 사정해야 하는 항목과 일치하지 않는 것은?

① Warfarin – Prothrombin time(PT)
② Heparin – aPTT
③ Digoxin – 맥박
④ Propranolol – 맥박
⑤ Morphine – 맥박

2 3단계 욕창에 해당하는 것은?

① 후두부에 장액성 수포와 표피 박탈이 관찰됨
② 복사뼈 부위에 근육과 뼈가 드러난 개방성 손상
③ 발뒤꿈치 부위에 피하지방이 일부 노출된 깊은 궤양
④ 좌골 결절 부위에 압박 제거 후에도 지속되는 국소 발적
⑤ 천골 부위에 괴사 조직이 덮여 있어 욕창의 깊이를 판단할 수 없음

3 제5뇌신경을 검진하는 방법으로 옳은 것은?

① 레몬, 소금으로 미각을 평가한다.
② 각막에 면봉이 닿았을 때 눈물이 흐르는지 검사한다.
③ Rinne 검사와 Weber 검사를 진행한다.
④ 침이나 물을 삼키게 한다.
⑤ 말을 하도록 한다.

제한 시간	70분
맞힌 문항	______ / 55문항
회독 수	1 □ 2 □ 3 □

4 수술 전후, 대상자에게 하는 교육으로 적절하지 않은 것은?

① 수술 후 폐포의 허탈상태를 방지하기 위해 심호흡을 격려한다.
② 수술 전후에 색전 예방 스타킹 착용을 권장한다.
③ 수술 후 합병증 예방을 위해 하지 운동을 자제시킨다.
④ 위장 문제 예방을 위해 수술 전 금식상태를 유지시킨다.
⑤ 수술 전 완전 의치는 제거해야 하나, 부분 의치는 허용한다.

5 폐렴을 진단받은 환자가 재채기와 기침을 하고 있다. 이 환자에게 적용해야 하는 감염관리 지침으로 적절한 것은?

① 역격리
② 혈액격리
③ 공기주의
④ 접촉주의
⑤ 비말주의

6 〈보기〉에서 죽음 수용단계 5단계를 순서대로 배열한 것은?

보기

㉠ 분노와 우울을 수용하고 작별을 준비한다.
㉡ 죽음을 받아들이려 이를 연기하려고 노력한다.
㉢ 병을 받아들이면서 극도로 우울해한다.
㉣ 현실을 부정하고 오진이라 판단한다.
㉤ 자신에게 일어난 일에 분노를 표출한다.

① ㉤ － ㉣ － ㉢ － ㉠ － ㉡
② ㉣ － ㉤ － ㉡ － ㉢ － ㉠
③ ㉢ － ㉣ － ㉤ － ㉡ － ㉠
④ ㉠ － ㉢ － ㉣ － ㉡ － ㉤
⑤ ㉢ － ㉣ － ㉠ － ㉤ － ㉡

7 조현병의 양성증상으로 옳은 것은?

① 무감동
② 무쾌감
③ 언어의 빈곤
④ 주의력 결핍
⑤ 긴장성 혼미

8 한 대상자는 “회사 컴퓨터가 갑자기 고장 나면 어쩌지”, “팀장님이 나한테 실망하면 해고되는 거 아닐까?” 같은 걱정을 하루에도 수십 번 반복하며, 출근 전에도 불안으로 화장실을 들락거린다. 별다른 사건이 없음에도 6개월 넘게 불안이 지속되고, 수면장애와 소화불량 증상까지 동반되고 있다. 대상자가 겪고 있는 정신 장애는?

① 강박장애
② 특정공포증
③ 범불안장애
④ 사회불안장애
⑤ 외상후 스트레스장애

9 폭력 공격자의 특성으로 옳은 것은?

① 스스로를 비판
② 자기중심적인 이기심
③ 상대방에 대한 적개심
④ 개선될 수 없음을 인정
⑤ 의존적이고 학습된 무력함

10 **정신과 병동에서 근무하는 간호사가 대상자를 만나기 이틀 전에 준비해야 하는 것은?**

① 대상자에게 연락하여 대상자-간호사 간 계약을 설정한다.
② 간호진단, 목표, 계획, 우선순위를 수립한다.
③ 종결에 대한 계획을 미리 수립하고 종결에 대해 준비한다.
④ 대상자가 독자적 기능을 할 준비가 되어있는지 확인한다.
⑤ 자기 자신의 불안, 두려움, 편견에 대해 자기탐색 시간을 가진다.

11 **대상자가 "부모님과 여행가기로 했는데 사정이 생겨서 못 가게 될 것 같아요. 부모님이 기대를 많이 하셨는데..."라고 하였다. 간호사가 "부모님이 실망하실까봐 걱정되는군요."라고 했을 때 간호사의 의사소통 기법은?**

① 반영
② 피드백
③ 명료화
④ 정보제공
⑤ 초점 맞추기

12 **의학적인 목적으로 사용하지만 의사의 처방에 따르지 않고 임의로 사용하는 것은?**

① 오용
② 남용
③ 중독
④ 금단증상
⑤ 플래시백

13 강박장애를 가진 신 씨는 자신의 행동에 대한 죄책감을 씻어내기 위해 무의식적으로 특정 행동을 하는데, 특정 행동을 함으로써 불편했던 경험을 없었던 것처럼 하며 불안감을 감소시키는 방어기전은?

① 함입
② 취소
③ 전치
④ 보상
⑤ 퇴행

14 상부 위장관에 출혈이 있을 때 우선순위 간호중재는?

① 활력징후 측정
② 과거병력 확인
③ 약물 투여
④ 산소 공급
⑤ 불안 관리

15 당뇨병 케톤산증의 증상으로 옳지 않은 것은?

① 탈수
② 저혈압 및 빈맥
③ 다뇨
④ 쿠스마울호흡
⑤ 저혈당

16 뇌졸중을 앓고 있는 70세 환자가 대화 내용은 잘 이해하고, 말하고자 하는 단어도 정확하게 알고 있으나 발음이 어눌하고 문장을 유창하게 구사하지 못한다. 이 경우 손상된 뇌 영역은?

① 부신경 영역
② 브로카 영역
③ 미주신경 영역
④ 베르니케 영역
⑤ 운동피질 영역

17 80세 만성 폐쇄성 폐질환 환자의 간호중재로 옳지 않은 것은?

① 폐 청진음을 규칙적으로 사정한다.
② 실내 습도를 낮추고 수분 섭취를 제한한다.
③ 필요시 흉부 물리요법을 시행한다.
④ 입술을 오므리기 호흡을 하도록 한다.
⑤ 고단백 음식을 조금씩 나누어 섭취하도록 한다.

18 HIV(human immunodeficiency virus) 치료제로 옳지 않은 것은?

① H2 수용체 차단제(H2 blocker)
② 뉴클레오사이드 역전사효소 억제제(NRTIs)
③ 비뉴클레오사이드 역전사효소 억제제(NNRTIs)
④ 단백분해효소 억제제(PIs)
⑤ 통합 효소 저해제(INSTIs)

19 **심박출량에 영향을 주는 요인으로 거리가 먼 것은?**

① 승모판
② 후부하
③ 전부하
④ 심근수축력
⑤ 심박동수

20 **〈보기〉의 증상으로 알 수 있는 질환은?**

보기

심낭에 다량의 액체가 축적되어 심장을 압박하고 심실로부터 혈액의 유출입이 제한된다. 맥압이 감소하는 것이 특징이며, 저혈압, 빈맥, 경정맥 팽대, 말초청색증, 호흡곤란, 기이맥 등의 증상이 발생한다. 심장의 압력을 감소시키기 위한 심낭천자가 시행되기도 한다.

① 심낭압전
② 심낭염
③ 심근염
④ 심내막염
⑤ 류마티스성 심질환

21 **노인환자와 대화 시 주의해야 할 사항으로 옳은 것은?**

① 높은 목소리로 빠르게 대화한다.
② 이해하기 수월하도록 대화를 최대한 풀어서 한다.
③ 집중력이 흐려지므로 설명을 반복하지 않는다.
④ 얼굴을 마주보며 이야기한다.
⑤ 이전에 있었던 주제 위주로 대화한다.

22 70세 간부전 환자의 진단검사 결과로 옳지 않은 것은?

① 콜레스테롤 감소
② 알부민 증가
③ AST 상승
③ 혈중 암모니아 증가
⑤ 응고인자 감소

23 혈액응고인자 결핍환자의 치료를 위해 쓰이며 PT, aPTT가 정상의 1.5배 이상인 환자 또는 유전성 응고억제제 결핍증 환자에게 쓰이는 혈액제제는?

① 전혈
② 적혈구농축액
③ 혈소판 농축액
④ 신선동결혈장
⑤ 동결침전제제

24 장루 간호에 대한 설명 중 옳지 않은 것은?

① 정상 장루는 적색으로 약간 돌출되어 있다.
② 장루 주변은 약한 비누로 닦고 잘 말린다.
③ 장루주머니는 장루보다 약 0.15 ~ 0.3cm 크게 절단하여 사용한다.
④ 장루주머니는 4 ~ 5일마다 교체한다.
⑤ 장루 주변에 누출물이 발생하면 닦아서 건조한다.

25 임종 환자의 일반적인 특징으로 옳지 않은 것은?

① 서맥
② 빈호흡
③ 소변량 감소
④ 혈압 저하
⑤ 실금

26 **갑상샘 절제술 후 응급상황으로 옳지 않은 것은?**

① BP 70/45 mmHg, HR 128회/min

② Chvostek's sign

③ Trousseau's sign

④ 수술 후 다음날 쉰 목소리

⑤ 목이 조이는 느낌

27 **망막박리 수술 후 간호중재로 옳지 않은 것은?**

① 통증이 있을 경우 진통제를 투여한다.

② 엎드린 자세나 고개를 숙이는 자세는 제한한다.

③ 눈꺼풀 부종 완화를 위해 냉찜질을 시행한다.

④ 최대한 머리를 움직이지 않도록 한다.

⑤ 눈의 휴식을 위하여 모양근 마비제를 투여한다.

28 **채식주의자에게서 쉽게 발견되는 악성빈혈의 이유로 옳은 것은?**

① 철분 결핍

② 비타민 B12 결핍

③ 적혈구 조기 파괴

④ 적혈구 수의 부족

⑤ 성장호르몬 결핍

29 **백혈병 환자 간호로 적절하지 않은 것은?**

① 아스피린이 포함된 약물을 사용하지 않는다.
② 무균식 음식 섭취를 하고 생과일은 자제시킨다.
③ 좌약을 삽입하는 침습적 처치는 제한한다.
④ 부드러운 칫솔을 사용하여 구강간호를 시행한다.
⑤ 생야채, 생과일 등을 권장한다.

30 **다음 중 요추 천자에 대한 설명으로 옳지 않은 것은?**

① 요추 천자는 L_3 ~ L_4 또는 L_4 ~ L_5에 시행한다.
② 정상적인 뇌척수압은 60 ~ 180mmH_2O(5 ~ 15mmHg)이다.
③ 정상적인 뇌척수액은 무색, 투명하다.
④ 뇌종양이 의심될 때 요추 천자를 시행한다.
⑤ 요추 천자 직후엔 반듯한 자세로 누워 있어야 한다.

31 **임신 27주 된 초임부가 간호사에게 태반은 태아에게 어떤 기능을 하는지 질문하였다. 간호사의 답변으로 옳은 것은?**

① "일정한 온도를 유지시킵니다."
② "태아를 자유롭게 움직이게 합니다."
③ "태아의 호흡을 관장합니다."
④ "노폐물을 저장하는 저장고 역할을 합니다."
⑤ "외부의 충격으로부터 태아를 보호합니다."

32 분만기전 중 아두의 가장 긴 직경인 대횡경선이 골반 입구를 통과하는 단계는?

① 진입(engagement)
② 하강(descent)
③ 굴곡(flexion)
④ 내회전(onternal rotation)
⑤ 외회전(external rotation)

33 낭종 내 치아, 연골, 뼈, 머리카락 등이 발견되는 생식세포성 난소종양은?

① 태생암
② 유피낭종
③ 다배아종
④ 생식아세포종
⑤ 미분화 배세포종

34 만3세 아동이 편식이 심하고 잘 먹지 않을 때 걱정하는 부모님에게 교육할 내용으로 옳은 것은?

① "배고프다고 할 때만 밥을 먹이세요."
② "아이가 좋아하는 음식만 제공하세요."
③ "식사를 할 때 좋아하는 영상을 보여주세요."
④ "식전에 간식을 주면서 입맛을 당기게 해주세요."
⑤ "식사 준비를 함께 하며 음식에 흥미를 갖게 해주세요."

35 아동의 성장발달에 대한 설명으로 옳은 것은?

① 두뇌발달의 결정적 시기는 만 5년까지다.
② 여아는 만 12 ~ 16세에 급성장이 일어난다.
③ 발달의 방향성은 말초부터 중심으로 이루어진다.
④ 신경계는 출생 초기 ~ 영유아기에 급격히 발달한다.
⑤ 신체발달, 정서발달 등은 독립적으로 발달이 이루어진다.

36 생후 4일된 신생아에게서 백색증이 발견되고 땀과 오줌에서 특징적인 곰팡이 냄새가 날 때 의심할 수 있는 질환은?

① 터너증후군
② 괴사성 장염
③ 페닐케톤뇨증
④ 갈락토오스혈증
⑤ 발달성 고관절 이형성증

37 후두암과 흡연의 연관성을 파악하기 위해 후두암 진단을 받은 집단과 그렇지 않은 집단 사이 위험 요인 노출에 대하여 다음과 같은 표를 작성하였다. 지역사회간호사가 확인해야 할 역학적 연구 방법으로 옳은 것은?

구분	후두암 집단	정상군
흡연	400	10,000
비흡연	100	10,000

① 교차비
② 유병률
③ 치명률
④ 상대위험도
⑤ 기여위험도

38 지역사회의 주민들에게 짧은 시간 내에 당뇨병 자각 증상, 예방 및 관리법 등 많은 내용을 알리고자 할 때 효과적인 집단 보건교육 방법은?

① 전시
② 강의
③ 토의
④ 역할극
⑤ 시뮬레이션

39 도나베디언 간호 질 평가 접근법 중 구조적 측면에 해당되는 것은?

① 간호사의 숙련도
② 간호실무 과정 측정
③ 환자의 만족도 점수
④ 절차 및 지침 존재 여부
⑤ 간호사와 환자의 상호작용

40 「응급의료에 관한 법률」상 응급의료기관이 준수해야 하는 예비 병상의 확보 및 유지에 관한 내용으로 옳은 것은?

① 병 · 의원의 경우 예비 병상을 확보할 의무가 없다.
② 전문의가 입원을 의뢰한 환자는 예비 병상을 사용할 수 있다.
③ 응급의료기관이 확보하여야 하는 예비 병상의 수는 각 진료과별로 상이하다.
④ 허가받은 병상수가 1,000병상이라면 확보해야 할 예비병상의 수는 5병상이다.
⑤ 오후 10시 이후 응급실에 있는 응급환자 중 입원의 필요성이 가장 높은 환자는 예비 병상을 사용할 수 있다.

2 NCS 직업기초능력평가 [15문항/20분]

1 다음 글을 읽고 이해한 내용으로 옳지 않은 것은?

매년 9월 21일은 '치매 극복의 날'로 1995년 세계보건기구(WHO)가 지정한 날이다. 우리나라는 보건복지부가 주관하여 치매 관리의 중요성을 알리고 공감 형성을 위해 2008년부터 치매 인식개선과 극복 프로그램 캠페인을 열고 있다.

급속한 고령화에 따른 치매환자 규모가 증가하는 추세다. 총인구 중 노인인구의 비율은 2020년 15.7%에서 2030년 25.0%로 증가할 전망이며 이에 노인성 질환인 치매환자도 빠르게 증가하고 있다. 2020년 65세 이상 중 치매 유병률은 약 83.2만 명(10.3%)로 추산되었으며 2050년에는 약 302만 명(전체 노인의 15.9%)까지 증가를 예측하고 있다.

[표 1] 노인 인구 규모 및 치매 유병율 변화

구분	2015년	2020년	2025년	2030년	2050년
총인구	5,062만 명	5,178만 명	5,191만 명	5,193만 명	4,775만 명
노인인구 (65세 이상)	662만 명	813만 명	1,051만 명	1,298만 명	1,901만 명
치매노인 (65세 이상)	64.8만 명	83.2만 명	107.7만 명	136만 명	302.3만 명
치매유병률	9.8%	10.3%	10.3%	10.5%	15.9%

정부는 2008년 9월 제1차 치매관리종합계획을 발표한 후 치매 문제 해결을 위한 국가 차원의 노력에 박차를 가했다. 2012년 7월에 치매 관리법에 근거하여 제2차 치매 관리종합계획을 발표하였고, 4대 사업목표로 치매 조기발견 및 예방강화, 맞춤형 치료 및 보호 강화, 효과적 치매관리를 위한 인프라 확충, 가족지원 강화 및 사회적 인식 개선을 확정했다. 2016년에는 OECD가 발표한 10대 치매 관리 핵심 정책목표를 기준으로 제3차 치매관리 종합센터를 발표했으며, 이어 2017년에는 '치매국가책임제 추진계획'을 발표하여 치매 지원 센터 확대, 치매 안심병원 설립, 치매 의료비 90% 건강보험 적용, 요양보호사 처우 개선, 전문 요양보호사 파견제도 도입 등을 내세웠다. 2021년에 발표한 제4차 치매관리 종합계획(2021 ~ 2025)은 전문화된 치매관리와 돌봄을 위해 사회적 농업을 활용하는 야외치유 프로그램을 확산·실시하는 등 치매관리 공급 인프라를 확대하고 초고령사회에 대응한 치매 연구 및 기술개발 지원 확대 등 치매 관련 인프라의 연계체계를 마련하고 제도 개선을 통한 기반을 구축했다.

※ 사회적농업 : 농업 활동을 통해 노인, 장애인 등 사회적 약자에게 돌봄·교육·일자리 등을 제공하는 활동

① 매년 치매 극복의 날에 보건복지부 주관의 캠페인이 주최된다.

② 2016년에는 OECD가 발표한 10대 치매 관리 핵심 정책 목표를 기준으로 치매관리종합계획이 발표됐다.

③ 제4차 치매관리종합계획에서 초고령사회에 대응하기 위한 제도 개선을 마련했다.

④ 2030년 우리나라 치매노인의 비율은 전체 노인의 15.9%를 차지할 것으로 예측한다.

⑤ 치매 유병률은 지속적으로 증가할 것으로 예상된다.

2 다음 글에서 관련 없는 부분은?

㉠ 스마트 농업은 농업 가치사슬 전반에 걸쳐 ICT 기술이 융합된 자동화 · 지능화 농업으로, 기존의 관행적이고 경험적인 방법과 달리 과학적이고 분석적인 농업이다. 노지농업은 인공 시설을 활용하여 가온(加溫)이나 보온(保溫) 없이 자연조건 그대로 작물을 재배하는 농업이다. 노지농업은 외부 환경 변화에 큰 영향을 받는다는 단점이 있는데, 이에 농업 선진국들은 재배 작물의 생육 상태와 외부환경 변화를 측정하고 분석하여 맞춤형 정밀농업을 도입해오고 있다. 이 두 개념을 융합한 노지 스마트 농업은 ICT 기술을 활용한 데이터 기반의 정밀 농업으로, 영농 데이터 흐름에 따라 관찰－처방－농작업－결과분석 4단계로 구분할 수 있으며 각 단계에서는 센서 기술, 정보통신기술, 스마트농기계 기술이 적용된다.

㉡ 먼저 관찰 단계에서는 토양, 생육, 수확량 등의 데이터를 통해서 경작지와 농작물의 상태를 파악하고 기초정보를 구축한다. 그렇기 때문에 양질의 데이터 확보가 중요한데, 최근에는 사물인터넷(IoT)이 도입되면서 실시간 데이터 수집과 처리가 가능해졌다. 처방 단계에서는 수집된 데이터를 기반으로 작업 시기와 농자재 투입량을 결정한다. 빅데이터, 인공지능 등의 기술을 활용하여 보다 정확한 진단과 처방이 가능하다.

㉢ 작물은 자연으로부터 에너지를 얻고 스스로 광합성을 하면서 토양을 통해 필요한 양분을 흡수하지만, 수확량이 중요한 작물에는 특히 많이 필요한 원소인 다량 원소를 적절하게 공급해주기 위해 비료를 사용한다. 농작업 단계에서는 데이터 기반의 처방에 따라서 적재적소에 필요한 만큼의 농자재를 투입하는데, 과거에는 사전 조사된 정보를 작업용 지도에 입력하고 진행했지만, 현재는 자율주행 농기계의 발달로 사람의 개입을 최소화한 자동화 · 지능화 작업으로 이루어지고 있다. 마지막으로 결과분석 단계에서는 수행한 농작업을 새로운 데이터로 축적하고 다시 활용한다. 정확한 영농일지는 차년도 영농계획에 필요한 주요 데이터로 활용된다. 우리나라도 2020년부터 노지 농업의 스마트화를 본격적으로 추진해오고 있다. ㉣ 현재 정부가 운영하는 시범사업은 궁극적으로는 데이터를 수집하고 활용하는 노지 영농의 스마트화 기반 마련을 목표로 한다. 시범사업은 주산지 중심으로 경작지를 50㏊ 이상으로 규모화하고 단지를 집적화한 지역 공동경영체 단위에서 선정된 특화 품종을 중심으로 추진되고 있다.

1980년대 정밀농업 개념이 정립한 미국은 노지 스마트 농업의 주도국이다. 2000년대에 전국으로 보급되면서, 2010년대부터는 데이터 기반의 정밀농업인 노지 스마트농업으로 발전하고 있다. 네덜란드는 2010년부터 노지 분야에서 정밀농업 확산을 위한 정밀농업 프로그램을 추진했고 2018년부터 데이터의 수집과 활용을 강화하고 정밀농업 활용도를 향상시키기 위하여 정밀농업 국가실험프로젝트를 추진하고 있다. 국내 노지 스마트 농업은 이제 시작 단계에 머물러 있으나, ㉤ 향후 빅데이터와 인공지능의 발전과 함께 소규모 농업인의 소득 향상, 청년농 유입에 긍정적인 영향을 가져올 것으로 전망된다.

① ㉠
② ㉡
③ ㉢
④ ㉣
⑤ ㉤

3 **다음은 ○○공사의 기간제 근로자 채용 공고문이다. 이에 대한 설명으로 옳지 않은 것은?**

> □ 접수기간 : 2026. 2. 17(금) ~ 2026. 2. 21(화) (09:00 ~ 18:00)
> □ 접수방법 : 이메일(abcde@fg.or.kr)
> □ 제출서류
> – 이력서 및 자기소개서 1부(반드시 첨부 양식에 맞춰 작성요망)
> – 자격증 사본 1부(해당자에 한함)
> □ 서류전형발표 : 2026. 2. 22(수) 2시 이후(합격자에게만 개별 유선통보)
> □ 면접전형 : 2026. 2. 23(목) 오후
> □ 최종합격자 발표 : 2026. 2. 24(금) 오전(합격자에게만 개별 유선통보)
> ※ 위 채용일정은 채용사정에 따라 변동 가능
> □ 근로조건
> – 구분 : 주거복지 보조
> – 근무지 : ○○공사 경기지역본부
> – 근무조건 : 1일 8시간(09 ~ 18시) 주 5일 근무
> – 임금 : 월 230만 원 수준(수당 포함)
> – 계약기간 : 6개월(최대 2년 미만)
> – 4대 보험 가입
> ※ 최초 6개월 이후 근무성적평정 결과에 따라 추가 계약 가능
> ※ 예산 또는 업무량 감소로 인원 감축이 필요하거나 해당 업무가 종료되었을 경우에는 그 시기까지를 계약기간으로 함(최소 계약기간은 보장함).

① 접수 기간 내 접수가 가능한 시간은 근로자의 근무시간대와 동일하다.

② 제출서류는 양식에 맞춰 이메일로만 제출 가능하며, 모든 지원자가 관련 자격증을 제출해야 하는 것은 아니다.

③ 서류전형 발표일 오후 늦게까지 아무런 연락이 없을 경우, ○○공사 홈페이지에서 확인을 해야 한다.

④ 최종합격자의 공식 근무지는 경기도 성남시 분당구에 위치하게 된다.

⑤ 업무량 감소에 따른 인원 감축이 필요할 경우 그 시기까지 계약기간으로 한다.

4 〈보기〉의 문장이 들어갈 적절한 곳은?

보기

예를 들어, 면접 상황에서 지원자가 단정한 복장과 자신감 있는 목소리로 인사한다면, 면접관은 그 지원자를 성실하고 준비된 사람으로 인식할 가능성이 크다. 반대로, 긴장된 태도로 말을 더듬거나 시선을 피한다면 실제 역량과 무관하게 부정적인 평가를 받을 수도 있다.

㉠ 우리는 누군가를 처음 만났을 때 상대방에 대한 인상을 빠르게 형성한다. 심리학 연구에 따르면, 낯선 사람을 만났을 때 상대방의 태도, 표정, 복장, 말투 등을 근거로 단 몇 초 안에 호감이나 신뢰감을 판단한다고 한다. 이처럼 짧은 순간에 형성된 첫인상은 이후 관계에도 큰 영향을 미친다. ㉡ 이처럼 첫인상이 중요한 이유는 사람의 인지가 '초두 효과'에 크게 영향을 받기 때문이다. 처음에 형성된 이미지는 이후 새로운 정보가 들어와도 쉽게 수정되지 않고, 기존의 판단을 강화하는 경향이 있다. 따라서 긍정적인 첫인상을 주는 것은 사회적 관계를 원활히 하고, 나아가 직업적 성취에도 도움이 될 수 있다. ㉢ 그러나 첫인상이 항상 상대방의 진정한 모습을 반영하는 것은 아니다. 순간적인 상황이나 외적 요인에 의해 왜곡되기도 하고, 시간이 지나며 상호작용이 깊어질수록 초반의 인상이 바뀌기도 한다. ㉣ 결국 중요한 것은 첫인상에만 의존하지 않고, 지속적인 관찰과 소통을 통해 상대방을 이해하려는 자세라 할 수 있다. ㉤

① ㉠
② ㉡
③ ㉢
④ ㉣
⑤ ㉤

5 다음 글은 합리적 의사결정을 위해 필요한 절차적 조건 중의 하나에 관한 설명이다. 다음 〈보기〉 중 이 조건을 위배한 것끼리 묶은 것은?

> 합리적 의사결정을 위해서는 정해진 절차를 충실히 따르는 것이 필요하다. 고도로 복잡하고 불확실하나 문제상황 속에서 결정의 절차가 합리적이기 위해서는 다음과 같은 조건이 충족되어야 한다
>
> 〈조건〉
>
> 정책결정 절차에서 논의되었던 모든 내용이 결정절차에 참여하지 않은 다른 사람들에게 투명하게 공개되어야 한다. 그렇지 않으면 이성적 토론이 무력해지고 객관적 증거나 논리 대신 강압이나 회유 등의 방법으로 결론이 도출되기 쉽기 때문이다.

보기

㉠ 심의에 참여한 분들의 프라이버시 보호를 위해 오늘 회의의 결론만 간략히 알려드리겠습니다.

㉡ 시간이 촉박하니 회의 참석자 중에서 부장급 이상만 발언하도록 합시다.

㉢ 오늘 논의하는 안건은 매우 민감한 사안이니만큼 비참석자에게는 그 내용을 알리지 않을 것입니다. 그러니 회의자료 및 메모한 내용도 두고 가시기 바랍니다.

㉣ 우리가 외부에 자문을 구한 박사님은 이 분야의 최고 전문가이기 때문에 참석자 간의 별도 토론 없이 박사님의 의견을 그대로 채택하도록 합시다. 오늘 안건은 매우 첨예한 이해관계가 걸려 있으니 상대방에 대한 반론은 자제해주시고 자신의 주장만 말씀해주시기 바랍니다.

① ㉠, ㉡

② ㉠, ㉢

③ ㉢, ㉣

④ ㉢, ㉤

⑤ ㉣, ㉤

6 외국인 공공형 외국인 계절근로제 MOU를 위해 베트남 현지에 파견 직원을 보낼 예정이다. 다음 선발 평가 공고를 보고 파견될 가능성이 높은 지원자를 모두 고르면? (단, 평가 결과, 종합 평점이 90점 이상이면 우선대상자로 선정한다.)

〈2026년도 베트남 파견자 선발 평가 공고〉

1. 심사 항목
   가. 전문성 및 업무 경력
   나. 현지 적응력
   다. 외국어능력
   라. 활동계획서

2. 전문성 및 업무 경력 : 전년도 종합 근무평가 결과 및 전년도 기준 업무 경력 평가

종합 근무평가 결과	점수	업무 경력	점수
A+	20	8년 이상	20
A ~ A0	18	8년 미만 ~ 5년 이상	18
B+ ~ B0	16	5년 미만 ~ 3년 이상	16
C+ ~ C	14	3년 미만	14

3. 현지 적응력 : 해외 체류 경험

해외 체류 경험	점수	해외 체류 경험	점수
2년 이상	20	3개월 이상 ~ 1년 미만	8
1년 이상 ~ 2년 미만	15	3개월 미만	2

※ 해외 체류 경험을 확인할 수 있는 서류를 반드시 제출해야 함

4. 외국어 능력 : 영어 능력

외국어 능력	점수	외국어 능력	점수
1등급 : 비즈니스 회화 90점 이상	18	3등급 : 비즈니스 회화 70점 이상	7
2등급 : 비즈니스 회화 80점 이상	15	4등급 : 비즈니스 회화 60점 이상	3

※ 1) 무역영어 자격증 소지자에게 가산점 20점을 부여함
2) 비즈니스 회화 점수가 60점 미만일 경우 부과되는 점수는 없음

5. 활동계획서 : 사업진행에 따른 적합성 및 목표, 세부활동계획서와의 연계성

※ 30점 만점으로 지원자 부서 팀장, 해외법인 팀장이 각각 부여함

지원자	전문성	업무 경력	현지 적응력	외국어능력	활동계획서
유**	A+	8년	17개월	73점	27점
한**	B0	3년	18개월	82점	28점
장**	A+	6년	10개월	85점	25점
서**	C	7년	27개월	67점	26점
박**	B+	2년	23개월	90점	26점
계**	A0	5년	15개월	92점	27점

① 유**, 장**

② 서**, 박**

③ 한**, 박**

④ 한**, 계**

⑤ 유**, 계**

7 **H 기업 영업부장인 甲은 차장 乙 그리고 직원 丙, 丁과 함께 총 4명이 장거리 출장이 가능하도록 배터리 완전충전 시 주행거리가 200km 이상인 전기자동차 1대를 선정하여 구매팀에 구매를 의뢰하려고 한다. 다음을 근거로 판단할 때, 甲이 선정하게 될 차량은?**

보기

❒ 배터리 충전기 설치

구매와 동시에 회사 주차장에 배터리 충전기를 설치하려고 하는데, 배터리 충전시간(완속 기준)이 6시간을 초과하지 않으면 완속 충전기를, 6시간을 초과하면 급속 충전기를 설치하려고 한다.

❒ 정부 지원금

- 정부는 전기자동차 활성화를 위하여 전기자동차 구매 보조금을 구매와 동시에 지원하고 있는데, 승용차는 2,000만 원, 승합차는 1,000만 원을 지원하고 있다. 승용차 중 경차는 1,000만 원을 추가로 지원한다.
- 배터리 충전기에 대해서는 완속 충전기에 한하여 구매 및 설치비용을 구매와 동시에 전액 지원하며, 2,000만 원이 소요되는 급속 충전기의 구매 및 설치비용은 지원하지 않는다.

❒ 차량 선택

배터리 충전기 설치와 정부 지원금을 감안하여 甲은 차량 A ~ D 중에서 실구매 비용(충전기 구매 및 설치비용 포함)이 가장 저렴한 차량을 선택하려고 한다. 단, 실구매 비용이 동일할 경우에는 '점수 계산 방식'에 따라 점수가 가장 높은 차량을 구매하려고 한다.

❒ 점수 계산 방식

- 최고속도가 120km/h 미만일 경우에는 120km/h를 기준으로 10km/h가 줄어들 때마다 2점씩 감점
- 승차 정원이 4명을 초과할 경우에는 초과인원 1명당 1점씩 가점

❒ 구매 차량 후보

차량	A	B	C	D	E
최고속도	130km/h	100km/h	140km/h	120km/h	120km/h
완전충전 시 주행거리	250km	200km	300km	300km	250km
충전시간(완속 기준)	7시간	5시간	4시간	5시간	8시간
승차 정원	6명	8명	4명	5명	2명
차종	승용	승합	승용 (경차)	승용	승용 (경차)
가격	5,000만 원	6,000만 원	8,000만 원	8,000만 원	4,000만 원

① A
② B
③ C
④ D
⑤ E

8 **다음 조건을 바탕으로 을순이의 사무실과 어제 갔던 식당이 위치한 곳을 올바르게 짝지은 것은?**

보기

- 갑동, 을순, 병호는 각각 10동, 11동, 12동 중 한 곳에 사무실이 있으며 서로 같은 동에 사무실이 있지 않다.
- 이들 세 명은 어제 각각 자신의 사무실이 있는 건물이 아닌 다른 동에 있는 식당에 갔었으며, 서로 같은 동의 식당에 가지 않았다.
- 병호는 12동에서 근무하며, 갑동이와 을순이는 어제 11동 식당에 가지 않았다.
- 을순이는 병호가 어제 갔던 식당이 있는 동에서 근무한다.

	사무실	식당
①	11동	10동
②	10동	11동
③	12동	12동
④	11동	12동
⑤	10동	12동

9 甲이 임원급 리더가 되기까지의 과정에서 자기개발 태도로 보기 어려운 것은?

헬스뷰티 전문스토어 A사에서 영업을 담당하고 있는 甲은 높은 성과와 원활한 대인관계로 최우수 영업사원으로 수년간 선정되며 능력을 인정받고 있다. 각종 교육 및 진단 참여를 통해 소통능력과 지속적으로 자기개발을 하려는 열정이 자신의 강점이라는 것을 명확하게 인식하고 있다. 이를 바탕으로, 자신의 경력목표 계획서를 만들어 해마다 목표를 보완하고 있으며 자신의 비전과 노력, 성공사례를 사보에 실어 직원들에게 공유하고 있다. 최근에는 영업 트레이너라는 목표를 품고 회사에 의사를 표시했지만 조직 전체의 이익이나 팀 실적을 위해서 당분간은 이동하지 말라는 의견을 받았다. 늘 긍정적인 모습을 유지하는 甲은 실망하지 않고 오히려 더욱 의기투합하여 충실하게 직무를 수행하였다. 동시에 교육훈련과 관련된 사내외 교육에 참석하고 야간대학원에서 관련 전공 석사 학위를 취득하는 등 공부를 이어나갔다. 회사 사업은 날로 확대되었고 甲 과장은 새로운 영업 트레이닝팀의 팀장이 되었다. 이후에도 멈추지 않고, 목표를 확대하고 노력을 기울여 甲은 몇 년 후 사업 총괄 이사로 진급하게 되었다.

① 끊임없이 자기개발을 하는 태도
② 긍정적인 모습으로 업무를 수행하는 태도
③ 포기하지 않고 필요한 공부를 이어나가는 태도
④ 새로운 목표를 세우며 안주하지 않는 태도
⑤ 자신의 약점을 보완하려는 태도

10 다음과 같은 상황에서 가장 먼저 이루어져야 하는 것은?

A 사원은 고객 민원을 처리하는 과정에서 자세한 상황 파악을 위해 고객에게 직접 전화를 걸었다. 고객은 "빨리도 전화 주시네요. 문의 남긴 지가 언젠데 할 거 다 하고 미루고 미루다 어쩔 수 없이 전화하셨나봐요?" 라며 대응 속도가 늦은 상황에 대해 불만을 표했다.

① 이야기에 맞장구 쳐 주며 상했던 기분을 풀어준다.
② 불만이 있는 고객 민원은 권한이 많은 상급자에게 요청한다.
③ 모호한 표현을 사용하여 확정적인 대답을 하지 않도록 주의한다.
④ 민원 파악을 마치고 해결할 수 있는 부분부터 신속하게 처리한다.
⑤ 과시욕이 충족될 수 있도록 언행을 제지하지 않고 정중하게 응대한다.

11 다음 G사의 윤리실천 강령의 일부이다. ㉠ ~ ㉣ 중 잘못 배치된 것은?

> 우리 'G사'는 윤리적 가치관을 기반으로 업무를 수행하며 최고경영진 주도하에 내부 구성원 모두가 참여하여 윤리경영시스템을 구축하고 지속 가능 윤리경영 문화를 조성한다.
>
> 제1조. 공정한 직무수행
>
> 1. 사적 이해관계에 영향을 받지 아니하고 이해관계자로부터 부정청탁 및 금품 등의 수수를 금지함으로써 공정한 청렴한 직무수행을 보장한다.
> 2. ㉠ 지위를 이용하여 사칙에 위배되거나 회사 이익에 반하는 부정한 지시나 압력을 가해서는 안 된다.
> 3. ㉡ 지위와 부서 간 우월주의를 배척하고 대등한 관계로서 상호 간 노동의 가치를 존중한다.
>
> 제2조. 임직원 존중
>
> 1. 임직원 상호 간의 인격을 존중하고, 상호신뢰와 이해를 바탕으로 한 합리적이고 건전한 기업문화를 정착시킨다.
> 2. ㉢ 개인의 창의성을 자유롭게 발휘할 수 있는 직장 분위기와 쾌적하고 안전한 근무환경을 조성한다.
> 3. 국가, 학벌, 지역, 성별, 연령, 종교, 장애, 정치성향, 혼인여부 등을 이유로 불합리한 차별을 하지 않는다.
> 5. ㉣ 시각적, 언어적, 육체적으로 성적인 언어나 행동으로 고용상의 불이익을 초래하고 성적 굴욕감을 유발하는 일체의 성희롱 행위를 금한다.
>
> 제3조. 고객서비스
>
> 1. 전문성을 바탕으로 신속하고 정확한 서비스를 제공한다.
> 2. 이용하기 쾌적하고 편안한 환경을 조성한다.
> 3. ㉤ 불만 발생을 사전에 방지하기 위해 끊임없이 노력하며 고객의 기대와 요구를 중심으로 항상 고객을 존중한다.

① ㉠

② ㉡

③ ㉢

④ ㉣

⑤ ㉤

12 **다음에서 설명하는 내부고발자의 행동을 직업윤리적 관점에서 가장 적절하게 해석한 것은?**

> 기업이나 공공기관에서 발생하는 불법 행위나 부당한 관행을 외부에 알리는 사람을 흔히 내부고발자(Whistleblower)라고 한다. 내부고발은 조직의 이익을 해칠 수 있지만, 동시에 사회 전체의 안전과 정의를 지키는 중요한 수단이 된다. 직업윤리의 관점에서 내부고발은 조직에 대한 충성심과 사회적 책임 사이의 딜레마를 보여주며, 궁극적으로는 공익을 보호하기 위한 윤리적 결단으로 이해할 수 있다.

① 조직의 비밀을 노출시켜 단기적으로는 갈등과 손실을 초래할 수 있다.

② 조직 구성원이 개인의 불만을 해소하기 위한 행위로 해석된다.

③ 사회적 책임을 등한시하고 조직 충성심만을 강조하는 태도로 볼 수 있다

④ 사회적 정의와 공익을 지키기 위한 윤리적 선택이다.

⑤ 언제나 부정적 결과만을 낳는 비윤리적 행위로 평가된다.

13 **다음은 정보 분석 절차를 도식화한 것이다. 이를 참고할 때, 공공기관이 새롭게 제정한 정책을 시행하기 전 설문조사를 통하여 시민의 의견을 알아보는 행위가 포함되는 것은 ㈎ ~ ㈒ 중 어느 것인가?**

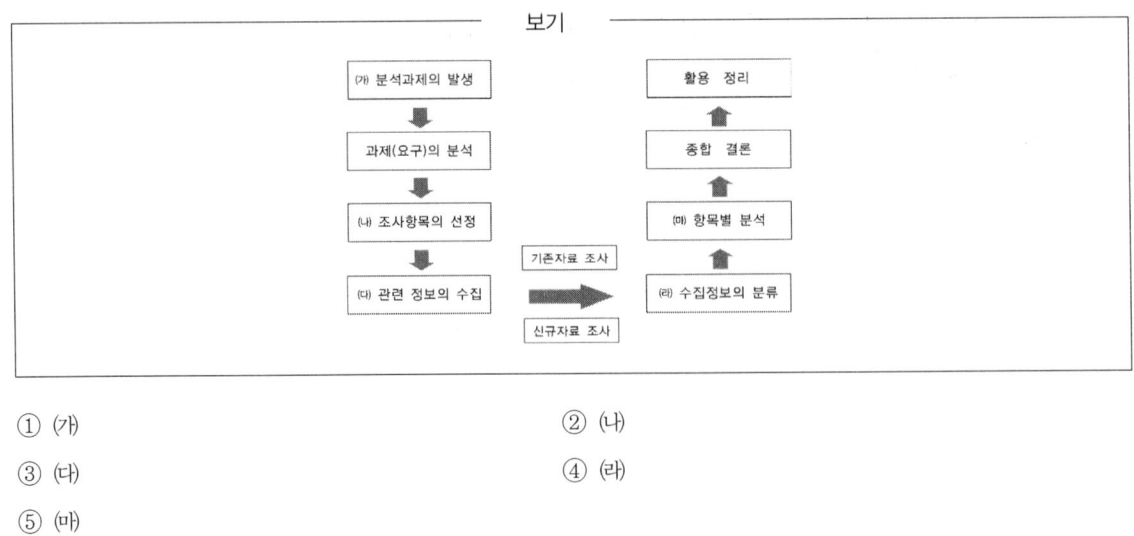

보기

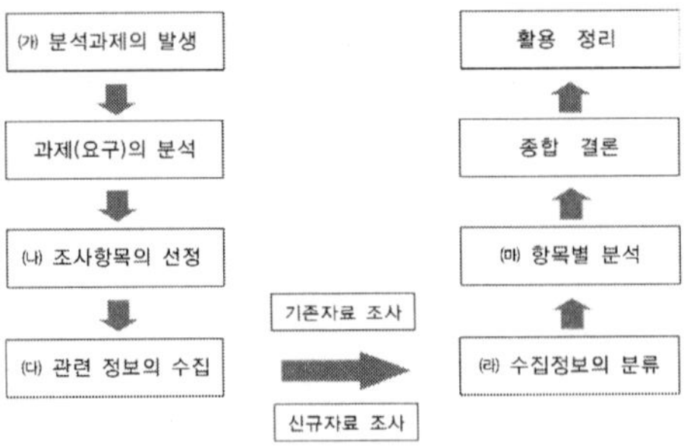

① ㈎
② ㈏
③ ㈐
④ ㈑
⑤ ㈒

14 우대 자격증을 제출한 지원자에게 가산점 1점씩 부여했을 때, [H2] 셀에 들어갈 수식으로 옳은 것은?

보기

	A	B	C	D	E	F	G	H
1	지원 번호	지원자	자격증 1	자격증 2	자격증 3	자격증 4	자격증 5	총 가산점
2	20240101	김빛나	O	X	X	O	X	
3	20240102	김규호	X	X	X	O	O	
4	20240103	강지나	X	X	O	X	X	
5	20240104	도영훈	X	O	O	O	X	
6	20240105	박규정	X	O	X	O	X	
7	20240106	배영지	O	O	X	X	X	
8	20240107	신이현	O	X	O	O	X	

① =CHOOSE(C2:G2,“O”)*1

② =COUNT(C2:G2,“O”)*1

③ =COUNTIF(C2:G2,“O”)*1

④ =SUMIF(C2:G2,“O”)*1

⑤ =SUM(C2:G2,“O”)*1

15 다음 중 엑셀(Excel) 단축키 중 ‘Ctrl+Shift+L’의 설명으로 옳은 것은?

① 현재 시간 입력

② 자동 필터 켜기/끄기

③ 자동 합계 넣기

④ 셀 안에서 줄 바꾸기

⑤ 셀 삽입하면서 기존 내용 밀기

제01회 정답 및 해설

제02회 정답 및 해설

제03회 정답 및 해설

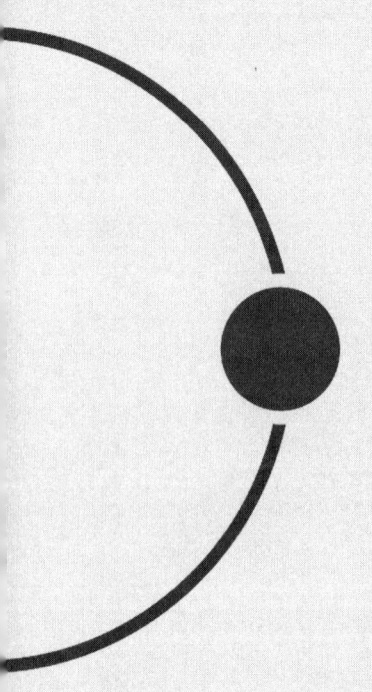

PART

02

정답 및 해설

제 01 회 정답 및 해설

01 전공 필기시험

Page.12

1	2	3	4	5	6	7	8	9	10
③	②	①	④	①	④	④	①	③	④
11	12	13	14	15	16	17	18	19	20
④	③	③	⑤	④	②	①	④	③	①
21	22	23	24	25	26	27	28	29	30
③	③	①	③	⑤	④	③	⑤	②	④
31	32	33	34	35	36	37	38	39	40
①	⑤	④	⑤	②	⑤	⑤	⑤	③	②

1

과목	기본간호학	난이도	●○○	정답	③

③ 수면을 증진시키는 호르몬인 멜라토닌은 뇌에서 생성되는 신경호르몬으로 일주기 리듬을 조절하고 수면을 촉진한다. 그 외, 벤조다이아제핀 수용체 작용제 약물(zolpidem)은 수면 전 시간을 감소하고 전체 수면시간을 증가시키며 적은 부작용으로 노인들의 수면제로 많이 사용된다. Ramelton(Rozerem)은 수면의 유지가 아니라 수면 개시를 촉진하기 위해서 처방되고, 장기간 사용하며 멜라토닌 수용체를 활성화한다.

①②④⑤ 수면을 각성시키는 호르몬이다.

2

과목	기본간호학	난이도	●○○	정답	②

ⓒ 주사 시 대상자의 신체에서 90˚로 주삿바늘을 삽입한다.

ⓔ 주사 후 약물 유출을 막기 위해 마사지를 하지 않는다.

3

과목	기본간호학	난이도	●○○	정답	①

① 무기폐의 예방과 치료를 위해 강화 폐활량계를 사용한다.

회독 오답수		
1회독	2회독	3회독
개	개	개

4

과목	기본간호학	난이도	●○○	정답	④

④ 뼈가 돌출된 부위에 체중 경감을 위해 베개를 사용해야 하나, 도넛베개는 국소 압력을 증가시키므로 사용하지 않는다.

PLUS TIP 욕창 간호

㉠ 2시간마다 체위 변경

㉡ 뼈 돌출 부위의 체중 경감을 위해 베개 사용

㉢ 뼈 돌출 부위의 마사지는 금함

㉣ 실금 및 상처의 습기로부터 피부 보호

㉤ 에어 매트리스를 적용하여 신체부위의 압박 완화

㉥ 고단백 식이 공급

5

과목	기본간호학	난이도	●○○	정답	①

① O는 객관적 자료로, 객관적인 자료는 관찰과 측정이 가능한 자료를 의미한다.

②③⑤ SOAPIE 형식 중 'A'(사정)에 해당한다.

④ SOAPIE 형식 중 'I'(수행)에 해당한다.

PLUS TIP 문제 중심 기록 SOAPIE

- 주관적 자료(Subjective data)
- 객관적 자료(Objective data)
- 사정(Assessment)
- 계획(Planning)
- 수행(Implementation)
- 평가(Evaluation)

6

과목	기본간호학	난이도	●○○	정답	④

④ ABGA 채혈 부위는 요골동맥, 상완동맥, 대퇴동맥이다. 아기의 경우 모세혈관에서 채혈하고 신생아는 제대혈을 사용하기도 한다.

7

과목	기본간호학	난이도	●○○	정답	④

④ 진정제는 중추신경을 억제하여 호흡중추 기능을 저하시켜 호흡수를 감소시킨다.

①②③ 대사율 증가 또는 교감신경 자극으로 인해 호흡수가 증가한다.

⑤ 심리적 불안과 긴장으로 교감신경이 항진되며 호흡수를 증가시킨다.

8

과목	기본간호학	난이도	●○○	정답	①

① 섭취량은 환자의 체내로 들어간 모든 수분의 양을 의미한다. 섭취량에는 경구 섭취(음식물, 물)뿐만 아니라, 정맥 주사, 수혈, 튜브 영양, 복막투석액 주입 등이 포함된다. 반면, 배설량은 체외로 배출된 수분을 의미하며, 소변, 대변, 구토물, 출혈량, 흡인된 분비물, 배액 등이 이에 해당한다.

9

과목	기본간호학	난이도	●●○	정답	③

③ 장기간 측위를 취할 경우 목의 측굴곡, 척추의 비틀림, 어깨 · 둔부의 내회전 및 내전, 발의 존저굴곡, 귀 · 어깨 · 장골 무릎 · 발목 압박 등이 발생할 수 있다.

10

과목	기본간호학	난이도	●○○	정답	④

①③ 영양관장의 목적이다.

② 투약관장의 목적이다.

⑤ 청결관장의 목적이다.

11

과목	정신간호학	난이도	●○○	정답	④

④ 명료화 : 모호한 것 간호사가 이해하지 못한 것에 대해 명확하게 하는 것이다.

① 반영 : 대상자가 진술한 내용을 간략하고 새로운 언어로 바꾸어 말하는 것이다.

② 초점 맞추기 : 대상자가 주제에서 벗어나지 않고 하나의 주제에 집중할 수 있도록 하는 것이다.

③ 직면 : 직접적인 언급으로 대상자의 말과 행동의 모순을 대상자에게 인지시키는 것이다.

⑤ 요약 : 대화가 끝난 후 대화의 느낌, 사고를 정리하는 것이다.

12

과목	정신간호학	난이도	●●○	정답	③

③ 초자아는 가장 나중에 완성되는 성격구조로, 부모의 훈육을 통해 부모와 사회가 금지하는 것, 도덕적 규범 등을 알게 된다. 즉, 외부로부터 양심, 도덕, 가치를 얻어 본능을 조절하며 의식, 무의식, 전의식 모두에서 나타난다. 초자아가 이드를 과도하게 억제할 경우 죄의식, 신경증적 성격이 나타나고, 반대로 초자아가 이드의 충동을 조절하지 못하면 반사회적 성격이 나타난다.

13

과목	정신간호학	난이도	●●○	정답	③

③ 폭식장애 : 신경성 폭식증과는 다르게 체중 감소에 집착하지 않는다. 배가 고프지 않아도 폭식하며 폭식 후 자기 혐오감에 빠지는 것이 특징이다.

① 이식증 : 만 1 ~ 2세의 아동에게 주로 나타나는 증상으로 흙이나 모래, 머리카락 등을 반복적으로 먹는 증상이다.

② 반추장애 : 만 1세 유아에게 나타나는 증상으로 음식물이 반복적으로 역류하여 역류된 음식을 되씹는 증상이다.

④ 신경성 폭식증 : 폭식 후 체중 증가를 피하기 위해 구토를 반복하는 증상이다.

⑤ 신경성 식욕부진 : 체중 증가에 대한 두려움으로 음식을 극단적으로 섭취하지 않으려는 증상이다.

14

과목	정신간호학	난이도	●○○	정답	⑤

⑤ 주변 환경에서 위험한 물건을 확인하고 제거하며 약물을 처방받은 경우 복용여부를 확인한다.

①② 자살 계획이나 자살사고가 있는 대상자에게 혼자만의 시간을 제공하지 않고 불규칙적으로 병실을 순회하여 관찰한다.

③④ 자살 계획이나 자살 사고에 대해 직접적으로 질문하고 우울환자의 경우 급작스러운 행동변화가 있는 경우 더 유의 깊게 관찰한다.

15

과목	정신간호학	난이도	●○○	정답	④

④ 자살을 시사하는 간접적 표현이 나타날 경우, 간호사는 자살 사고 유무를 명확하고 직접적으로 탐색해야 한다. 자살이라는 단어를 직접 언급하는 것은 환자의 감정을 자극하거나 유도하는 것이 아니라, 오히려 환자가 숨기고 있는 생각을 표현할 수 있는 기회를 제공하며, 신뢰를 형성하고 위기 개입의 단서를 확보하는 데 효과적이다.

16

과목	정신간호학	난이도	●●○	정답	②

② 리튬의 혈중농도가 1.5mEq/L 이상 시 오심, 구토, 설사, 식욕부진, 운동실조와 같은 독성 증상이 나타날 수 있다.

① 리튬은 항조증제로 자의로 복용을 중단해서는 안 되며 전문의와 상의 후 투약을 중단해야 한다.

③ 낮은 용량에서부터 적절한 속도로 증량해야 이상반응을 예방할 수 있다.

④ 리튬 복용 시 심장, 신장, 갑상선 기능에 영향을 미칠 수 있으므로 혈중 농도를 주의 깊게 모니터링해야 한다.

⑤ 염분과 수분 섭취가 감소한 경우 리튬의 혈중 농도가 증가할 수 있으므로 약물을 복용하는 동안 적절한 염분과 수분 섭취가 필요하다.

17

과목	성인간호학	난이도	●●○	정답	①

① 24 ~ 48시간 내 상승하는데, 3일째에 가장 높은 수치를 보인다.

② 3 ~ 12시간 내 상승하며, 24시간에 최고치를 기록하나, 2 ~ 3일 내 정상화된다.

③ 3 ~ 12시간 내 상승하며, 24 ~ 48시간에 최고치를 기록한다. 7 ~ 10일까지 지속적으로 높은 수치를 유지한다.

④ CK-MB와 비슷하게 3 ~ 12시간 내 상승하며, 2 ~ 3일 내 정상화된다.

⑤ 1 ~ 2시간 내 상승한다. 24시간 이내 정상화된다.

18

과목	성인간호학	난이도	●○○	정답	④

④ 경결의 직경이 0 ~ 4mm면 음성, 5 ~ 9mm면 위양성, 10mm 이상이면 양성을 의미한다.

19

과목	성인간호학	난이도	●●○	정답	③

① 크론병은 구강부터 항문까지 소화관의 어느 부위에서나 발병한다. 회장말단부위에 호발한다.

②④ 출혈은 드물고 우하복부의 통증이 있다.

⑤ 치질과 항문 주위 농양, 누공, 궤양 등이 나타나지만 암으로 진행은 흔하지 않다.

20

과목	성인간호학	난이도	●○○	정답	①

① 음식물이 빠르게 내려가는 것을 막기 위해 식후에는 누워있는 것이 좋다.

② 고지방 · 고단백 식이는 위 내 음식물 정체시간을 증가시키고 신체 회복을 도우며, 저탄수화물은 혈당의 급격한 상승과 과도한 인슐린 분비를 막아 저혈당을 예방한다.

③ 국물이 많은 음식은 소화가 빠르게 되므로 피하도록 한다.

④ 식전 1시간, 식후 2시간 동안은 수분 섭취를 제한하도록 한다.

⑤ 수술 후 위에 무리가 가지 않도록 유동식에서 연식, 일반식으로 단계적인 식사를 하도록 한다.

21

과목	성인간호학	난이도	●○○	정답	③

③ 간경변증에서 알부민 수치가 감소하면 혈장 삼투압 저하로 인해 체액이 혈관 밖으로 빠져나가 복강 내에 복수가 고인다. 복부 팽만, 말초 부종, 급격한 체중 증가 등은 전형적인 복수 증상이다. 혈뇨, 빈뇨, 체열 상승, 기침은 간기능 저하와 직접적인 관련이 없다.

PLUS TIP 혈청 알부민 정상 범위

혈청 알부민의 정상 범위는 3.5 ~ 5.0g/dL이다. 3.5g/dL 미만이면 저알부민혈증으로 간주하며, 이는 간경변증, 영양결핍, 신증후군, 만성질환 등에서 흔히 나타난다. 2.5g/dL 이하로 떨어지면 부종, 복수, 저혈압, 약물 결합력 저하 등의 임상증상 위험이 급격히 증가한다.

22

과목	성인간호학	난이도	●●○	정답	③

① 동정맥루가 있는 사지에 정맥주사, 채혈, 혈압 측정 등을 할 경우 감염, 혈류장애, 혈전 형성 등의 위험이 있으므로 금한다.

② 혈관 통로가 막히지 않았는지 매일 자주 진동(thrill) 및 잡음(bruit)을 확인한다.

④ 동정맥루 수술 한 달 후부터 혈관이 성숙해져 투석이 가능하다.

⑤ 수술 후 2일부터 부종과 통증이 없어지면 공 주무르기 등의 운동을 시작한다.

23

과목	성인간호학	난이도	●○○	정답	①

① 기도 건조 예방 및 분비물 배출이 용이하도록 습기를 제공한다.

② 개구부에 물이 들어갈 경우 상처 감염, 기도 흡인 위험이 증가하므로 통목욕, 수영은 금지한다.

③ 기침을 억제할 경우 분비물이 정체되어 기도폐쇄 위험이 증가한다.

④ 수술 부위 회복 전 구강 섭취는 흡인 위험이 있으므로 며칠간 금식한다.

⑤ 화상 위험 및 부위를 자극하므로 전기담요는 적용하지 않는다.

24

과목	성인간호학	난이도	●○○	정답	③

③ 급성 신부전은 BUN과 혈청크레아티닌이 상승한다.

PLUS TIP 급성 신부전

신기능이 수시간에서 수일에 걸쳐 빠르게 감소되어 질소혈증과 수분－전해질 불균형이 나타나는 것을 말한다. 급성 신부전의 가장 흔한 원인은 허혈과 신장독성물질인데, 혈액이 신장을 통과하기 때문에 신장은 이 두 가지 인자에 대해 특히 취약하다. 혈액의 압력이나 혈량의 감소는 신장조직 허혈의 원인이 된다. 그리고 혈중의 신장독성물질은 신장조직을 직접적으로 손상시킨다.

25

과목	성인간호학	난이도	●●○	정답	⑤

① 일과성 허혈성 발작 : 일시적이고 국소적인 뇌 허혈에 의해 생긴 갑작스럽고 짧은 신경학적 기능부전이다.

② 뇌혈관연축 : 지주막하출혈 이후 지주막하공간에 있는 혈관들이 수축을 일으켜 허혈성 신경학적 장애를 일으키는 것이다.

③ 뇌동맥류 : 뇌혈관의 국소부위가 주머니 모양으로 팽창된 것으로 약해진 혈관이 파열되어 뇌실질 내 출혈과 지주막하출혈이 초래된다.

④ 뇌동정맥 기형 : 모세혈관에 선천성 결손이 있는 혈관병변이다.

26

과목	성인간호학	난이도	●○○	정답	④

④ 의식이 완전히 회복되지 않은 환자가 구토를 할 경우, 가장 중요한 간호문제는 기도 보호이다. 이 상황에서는 구토물의 기도 흡입(흡인) 위험이 매우 높아 기도 폐쇄, 흡인성 폐렴, 저산소증 등의 심각한 합병증이 발생할 수 있다. 따라서 다른 생리적 변화보다 흡인을 방지하는 간호가 최우선이다.

27

과목	성인간호학	난이도	●○○	정답	③

① 파킨슨병은 오히려 도파민이 감소한다.

②④ 중증 근무력증 증상으로, 파킨슨병은 휴식과 상관없이 근육이 뻣뻣하고 떨림이 동반되며 근육 강직이 특징이다.

⑤ 서서히 진행되는 만성 신경퇴행성 질환이다.

28

과목	성인간호학	난이도	●○○	정답	⑤

⑤ Heparin은 항응고제로써 antithrombin Ⅲ의 항응고 작용을 촉진하고, 혈중 농도 유지를 위해 aPTT를 모니터링을 한다. 출혈 및 혈소판 감소증의 부작용이 있으며 태반은 통과하지 못하므로 임신 중에도 사용할 수 있다.

29

과목	성인간호학	난이도	●●○	정답	②

② 현기증을 유발하는 동작을 반복하여 손상된 균형체계를 보상하는 전정재활 치료를 시행한다.

30

과목	성인간호학	난이도	●●○	정답	④

④ 인대, 건, 근육 등의 연부조직 손상은 초음파검사로 확인이 가능하다.

31

과목	모성간호학	난이도	●○○	정답	①

① 임신 3기(27 ~ 분만)에는 임신 2기 증상과 더불어 압박감으로 인해 순환장애, 하지부종이 생기고 과다 호흡, 하강감, 태아의 머리와 등을 쉽게 촉진하여 구분할 수 있다.

PLUS TIP 임신 증상

㉠ 임신 1기(수정 ~ 14주)
- 무월경, 오심 및 구토
- 유방 민감, 유방팽만
- 빈뇨, 색소침착, 몽고메리선, 자궁증대
- 기초체온 상승
- hegar's sign, goodell's sign, chadwick's sign

㉡ 임신 2기(15 ~ 26주)
- 오심 및 구토 사라짐
- 자궁증대
- 첫 태동 및 전초유 분비
- 부구감, 색소침착
- braxton-hick's contraction

㉢ 임신 3기(27주 ~ 분만)
- 2기 증상과 압박감으로 인한 순환장애 및 하지부종
- 과다 호흡, 하강감
- 태아의 머리, 등을 촉진하여 구분

32

과목	모성간호학	난이도	●○○	정답	⑤

⑤ 양수과소증 : 양수의 양이 비정상적으로(500ml 미만) 적은 상태로, 과숙아, 태반부전증, 양수의 만성적 누수, 태아의 요로계 이상, 쌍둥이, 태아기형 등의 원인으로 발생한다.

① 자궁파열 : 과거 제왕절개, 자궁체부수술 반흔, 인공유산 등으로 내막이 얇아진 경우 또는 자궁저부에 지나친 압박을 가하는 등으로 발생한다.

② 포상기태 : 융모막 융모가 수포성 변성을 일으켜 작은 낭포를 형성하는 종양이다.

③ 제대탈출 : 아두 만출 전에 제대가 먼저 선진부 앞부분으로 밀려나와 태아태반 관류를 방해하거나 차단하는 것을 말한다.

④ 양수과다증 : 양수의 양은 800 ~ 1,200ml가 정상이나, 2L 이상으로 많은 상태이다.

33

과목	모성간호학	난이도	●○○	정답	④

④ 완경이 진행되면 난소의 에스트로겐 분비가 급격히 감소하면서 시상하부－뇌하수체－난소 축의 음성 피드백이 약화된다. 그 결과 난포자극호르몬(FSH)과 황체형성호르몬(LH)이 상대적으로 상승한다. 에스트로겐과 프로게스테론은 오히려 감소하고, 인슐린이나 갑상선자극호르몬(THS)는 완경과 직접적인 관련이 없다.

34

과목	지역사회간호학	난이도	●●○	정답	⑤

⑤ 건강문해력이 낮은 대상자에게는 복잡한 문장보다는 시각적 자료(그림, 도식 등)와 쉬운 언어를 사용한 교육자료가 효과적이다.

① 치료 제공은 임상적 중재이며, 건강문해력과 직접적인 관련은 없다.

② 환경적 개선에 해당하며, 정보 이해도(문해력) 고려와는 무관하다.

③ 감염 경로 차단 및 역학조사 중심의 중재로, 대상자의 문해력 고려와는 거리가 있다.

④ 단순한 글로 된 안내문은 건강문해력이 낮은 대상자에게 비효율적일 수 있음.

PLUS TIP 건강문해력

환자가 자신의 건강을 위해 갖춰야 할 기본 능력으로, 읽고 쓰기/숫자 이해/의사소통/의료기기 활용능력 등이다. 고령자, 외국인, 낮은 교육 수준, 저소득층 등에서 더 높게 나타나며 건강문해력이 낮을수록 불필요한 외래 진료 횟수가 증가한다.

35

과목	지역사회간호학	난이도	●●○	정답	②

② 가정방문을 했을 때 자기소개, 방문 목적 설명 등을 통해 대상자 및 가족과 우호적인 상호관계를 수립하고 신뢰를 형성하는 것이 가장 우선적인 활동이다.

①⑤ 방문 전 활동

③④ 방문 후 활동

36

과목	아동간호학	난이도	●○○	정답	⑤

⑤ 종창 시 국소적 냉습포나 온습포로 동통을 완화한다.

① 종창이 시작되기 전후 전염성이 가장 강한 시기이므로 이 기간에는 격리해야 한다.

② 아스피린은 간과 뇌 손상을 일으킬 수 있는 라이 증후군 위험이 있으므로 진통제(acetaminophen, ibuprofen)를 투여한다.

③ 신맛은 침샘을 자극하여 통증을 증가시키므로 제한한다.

④ 단단한 음식은 통증을 악화시키므로 액체나 죽을 제공한다.

37

과목	아동간호학	난이도	●○○	정답	⑤

영아는 A형간염, B형간염, DTaP, HepB, IIV 예방 접종 시 외측광근에 주사하며, 소아나 성인의 경우 삼각근 부위에 주사한다.

38

과목	간호관리학	난이도	●○○	정답	⑤

③⑤ 원내 공개 모집은 내부 모집 방법에 속한다. 내부 모집은 고과 기록으로 적합한 인재를 적재적소에 배치할 수 있고 직원의 능력을 최대한 활용할 수 있다는 장점이 있지만, 모집 범위의 제한으로 유능한 인재영입이 어려우며 다수 인원 채용 시 인력공급이 불충분하며 능력 이상으로 승진하여 조직 자체가 무능력해진다는 단점이 있다.

①②④ 외부 모집의 장점이다.

39

과목	간호관리학	난이도	●○○	정답	③

③ 펜위크 : 국제간호협의회(ICN)을 창립하였으며 간호사 면허제도를 주장, 1919년 면허시험제도가 의회에 통과했다.

① 푀베 : 최초의 방문 간호사이다.

② 파울라 : 순례자를 위한 호스피스를 마련하고, 최초로 간호사를 체계적으로 훈련시킨 여성이다.

④ 마르셀라 : 자신의 집을 수도원으로 만들고 자선사업 등을 실시하였다.

⑤ 클라라 바톤 : 미국 적십자사 및 응급처치부의 창설자이다.

40

과목	보건의약관계법규	난이도	●○○	정답	②

조산사 면허〈의료법 제6조〉 … 조산사가 되려는 자는 다음 각 호의 어느 하나에 해당하는 자로서 제9조(국사시험 등)에 따른 조산사 국가시험에 합격한 후 보건복지부장관의 면허를 받아야 한다.

1. 간호사 면허를 가지고 보건복지부장관이 인정하는 의료기관에서 1년간 조산 수습과정을 마친 자
2. 외국의 조산사 면허(보건복지부장관이 정하여 고시하는 인정기준에 해당하는 면허를 말한다)를 받은 자

02 NCS 직업기초능력평가

Page.25

1	2	3	4	5	6	7	8	9	10
①	⑤	③	②	③	①	③	④	③	③
11	12	13	14	15					
③	④	⑤	⑤	②					

1

과목	의사소통능력	난이도	●○○	정답	①

① 제시된 글은 당뇨병 정의를 비롯하여 만성 합병증으로 진행되지 않도록 위험인자 조절을 위한 식사요법, 운동요법, 약물요법 가운데 당뇨병 교육 프로그램의 일환인 식사요법을 수행한 환자들의 긍정적인 효과에 대해 설명하고 있다.

2

과목	의사소통능력	난이도	●●○	정답	⑤

⑤ 글의 전반부에서는 비은행 금융회사의 득세에도 불구하고 여전히 은행이 가진 유동성 공급의 중요성을 언급한다. 또한 글로벌 금융위기를 겪으며 제기된 비대칭정보 문제를 언급하며, 금융시스템 안정을 위해서 필요한 은행의 건전성을 간접적으로 강조하고 있다. 후반부에서는 수익성이 함께 뒷받침되지 않을 경우의 부작용을 직접적으로 언급하며, 은행의 수익성은 한 나라의 경제 전반을 뒤흔들 수 있는 중요한 과제임을 강조한다. 따라서 후반부가 시작되는 첫 문장은 건전성과 아울러 수익성도 중요하다는 화제를 제시하는 ⑤가 가장 적절하며 자칫 수익성만 강조하게 되면 국가 경제 전반에 영향을 줄 수 있는 불건전한 은행의 문제점이 드러날 수 있으므로 '적정 수준'이라는 문구를 포함시켜야 한다.

3

과목	의사소통능력	난이도	●○○	정답	③

③ 제1조에 을(乙)은 갑(甲)에게 계약금 → 중도금 → 잔금 순으로 지불하도록 규정되어 있다.

① 제1조에 중도금은 지불일이 정해져 있으나, 제5조에 '중도금이 없을 때'가 있을 수 있음이 명시되어 있다.

② 제4조에 명시되어 있다.

④ 제5조의 규정으로, 을(乙)이 갑(甲)에게 중도금을 지불하기 전까지 을(乙), 갑(甲) 중 어느 일방이 본 계약을 해제할 수 있다. 단, 중도금 약정이 없는 경우에는 잔금을 지불하기 전까지 계약을 해제할 수 있다.

⑤ 제9조에 명시되어 있다.

4

과목	의사소통능력	난이도	●●○	정답	②

② ㉠의 앞부분에는 생성형 AI 서비스가 활발하게 쓰이며 이용자가 점점 증가해, 일상의 다양한 분야에서 사용된다는 내용이고 뒷부분에는 국내 생성형 AI 시장이 매년 성장하고 있으며 글로벌 기업들도 생성형 AI 서비스를 내놓고 있다는 내용이 나온다. 따라서 ㉠에는 '물품 따위가 일상적으로 쓰이게 됨'의 의미인 '상용화'가 적절하다.

5

과목	대인관계능력	난이도	●○○	정답	③

③ 장기적인 목표 수립에 대한 이해를 명확히 전달 후 직원들이 스스로 해결책을 찾을 수 있도록 격려하는 것이 중요하며, 직원들에게 업무 지침과 책임에 따른 보상체계, 회사 비전 및 목표 공유, 멘토-멘티 팀 시스템이 성공의 밑거름이라고 조언하고 있으므로, A대표는 구성원들에게 비전을 공유하고 자율과 책임을 부여하는 것을 중요하게 생각하고 있다.

6

과목	대인관계능력	난이도	●○○	정답	①

① 사측이 재정적 부담에도 불구하고 노조의 요구를 그대로 반영하여 협상을 타결한 사례로, 자기 입장을 내려놓고 상대방의 요구를 받아들이는 전형적인 수용 방식이다.

② 사측이 임금 인상 대신 복리후생 확대라는 절충안을 제시한 경우로, 일부 요구만 수용하고 일부는 조정하는 타협에 해당한다.

③ 노조가 회사 사정을 고려하여 임금 인상 요구를 철회한 경우로, 이는 노조 측의 타협으로 볼 수 있으며 수용과는 구별된다.

④ 협상이 결렬되자 사측이 일방적으로 정리해고를 단행한 경우로, 상대방 의사와 관계없이 자신의 주장을 강제로 관철시키는 강압에 해당한다.

⑤ 의견 차이를 좁히지 못해 협상을 미루고 추후 논의하기로 한 경우로, 문제 해결을 회피하는 방식에 해당한다.

7

과목	문제해결능력	난이도	●●○	정답	③

① 2년차 차량의 색은 빨간색이다.

먼저, 제시된 조건을 정리하면 다음과 같다.

a. 모두 일렬로 주차되어 있으며 지정주차다.

c. 7년차, 5년차, 3년차, 2년차, 1년차로 연차가 높을수록 지정번호는 낮다.

1	2	3	4	5
7년차	5년차	3년차	2년차	1년차

b. 차량의 색은 빨간색, 주황색, 노란색, 초록색, 파란색이다.

d. 지정번호가 가장 낮은 자리에 주차한 차량의 색은 주황색이다.

e. 노란색 차량과 빨간색 차량의 사이에는 초록색 차량이 주차되어 있다.

h. 2년차 차량 색상은 빨간색이다.

1	2	3	4	5
7년차	5년차	3년차	2년차	1년차
주황색	노란색	초록색	빨간색	

f. 乙의 차량 색상은 초록색이다.

g. 1이 아닌 맨 뒷자리에 주차한 사람은 丙이다.

i. 戊의 차량은 甲의 옆자리에 주차되어 있다.

1	2	3	4	5
7년차	5년차	3년차	2년차	1년차
주황색	노란색	초록색	빨간색	
甲 or 戊	甲 or 戊	乙		丙

戊의 차량과 甲의 차량이 옆자리여야 하므로 7년차와 5년차이다. 이를 조합하여 다시 표로 정리하면 다음과 같다.

1	2	3	4	5
7년차	5년차	3년차	2년차	1년차
주황색	노란색	초록색	빨간색	파란색
甲 or 戊	甲 or 戊	乙	丁	丙

① 甲은 7년차 또는 5년차이므로 항상 참은 아니다.

② 戊의 차량은 주황색 차량 또는 노란색 차량이므로 항상 참은 아니다.

④ 乙은 3년차로, 乙보다 연차가 높은 사람은 7년차, 5년차 두 명이다.

⑤ 丙의 주차장 번호는 5이고 정의 주차장 번호는 4이므로 뺀 값은 1이다.

8

과목	문제해결능력	난이도	●●○	정답	④

평가 항목	가중치	면접자별 접수				
		A	B	C	D	E
소통 · 공감	30%	12	24	21	27	24
헌신 · 열정	20%	12	14	12	14	16
창의 · 혁신	20%	18	10	14	16	14
윤리 · 책임	30%	24	27	27	30	27
총점		66	75	74	87	81
결과		탈락	탈락	탈락	1순위	2순위

따라서 D가 최종적으로 채용된다.

9

과목	직업윤리	난이도	●○○	정답	③

③⑤ 기업윤리는 이해관계자 균형 · 사회적 책임(CSR/ESG) · 지속가능성을 요구한다.

① 기업윤리는 법 준수만이 아니라 공정한 경쟁질서 유지를 핵심으로 본다. 담합 · 뒷거래 같은 불공정행위 배제는 표준 원칙에 부합한다.

② 기업윤리는 주주만이 아니라 고객 · 협력사 · 지역사회 등 이해관계자와의 신뢰 · 약속 이행을 중시합니다. 장기적 관계를 강조하는 것도 윤리 원칙과 맞다.

④ 임직원의 안전한 근로환경, 차별 금지, 공정한 대우는 인권 · 노동 관련 핵심 윤리 항목이다.

10

과목	직업윤리	난이도	●○○	정답	③

③ 의료인이 갖추어야 할 핵심 직업윤리인 봉사정신 · 희생정신을 드러내며, 사례에서 의료진이 환자의 생명과 안전을 위해 자기희생을 감수하며 헌신한 내용과 일치한다.

① 성실성 관련 덕목이지만, 지문이 강조하는 핵심 직업정신과는 거리가 있다.

② 사회적 책임을 강조한 일반적 직업윤리로, 사례의 초점과 다르다.

④ 전문성 강화 · 표준 제시로, 의료인의 직업적 성장 방향에 해당하나 사례와 직접 연결되지 않는다.

⑤ 개인적 성취 · 보상 중심으로, 의료인의 직업윤리와는 대조적이다.

11

과목	정보능력	난이도	●●○	정답	③

③ 고급 언어로 프로그래밍하는 과정은 '원시 프로그램 → 번역(Compile) → 목적프로그램 → 링킹(Linking) → 로드 모듈 → 로딩(Loading) → 프로그램 실행'이다.

12

과목	정보능력	난이도	●○○	정답	④

④ 파일(File)은 서로 연관된 레코드들의 집합으로 프로그램 구성의 기본 단위이다.

PLUS TIP 필드(Field)

항목(Item)이라고도 하며, 하나의 수치 또는 일련의 문자열로 구성되는 자료처리의 최소단위이다.

13

과목	정보능력	난이도	●○○	정답	⑤

⑤ 기억 용량 단위의 크기는 'Bit(비트) → Bute(바이트) → KB(킬로바이트) → MB(메가바이트) → GB(기가바이트) → tb(테라바이트) → PB(페타바이트) → EB(엑사바이트) → ZB(제타바이트)' 순이다.

14

과목	정보능력	난이도	●●○	정답	⑤

⑤ LARGE 함수는 데이터 집합에서 k번째로 큰 값을 반환한다. 즉 LARGE(배열, 순위)로 [B2:B11] 범위에서 2번째로 큰 값을 구하면 2,506,970이 된다.

15

과목	정보능력	난이도	●○○	정답	②

② KQID → USB

KQ → 대구

202403 → 2024년 3월

4526 → 4526번째이므로, 2024년 3월에 대구에서 4526번째로 만들어진 USB의 코드이다.

제 02 회 정답 및 해설

01 Page.36

1	2	3	4	5	6	7	8	9	10
③	③	③	③	②	⑤	③	③	③	②
11	12	13	14	15	16	17	18	19	20
②	②	④	④	③	⑤	⑤	①	①	②
21	22	23	24	25	26	27	28	29	30
③	⑤	⑤	②	③	⑤	①	①	②	①
31	32	33	34	35	36	37	38	39	40
①	④	⑤	⑤	②	①	⑤	⑤	②	②

1

과목	기본간호학	난이도	●○○	정답	③

③ 1회 복용량이 0.5g=500mg이므로, 하루 4번 500mg씩 경구 복용해야 한다. 1정이 250mg이고 1회 복용량이 500mg이므로 1회 2정을 복용한다. 하루 4회 복용해야 하므로 8정이 된다.

2

과목	기본간호학	난이도	●○○	정답	③

③ 등척성 운동 : 근육의 길이는 단축되지 않으면서 근육의 긴장은 증가하는 운동이다. 환자의 근육 강도와 정맥의 귀환을 유지하기 위해 실시한다.

① 등속성 운동 : 저항에 대항하여 근육이 수축과 긴장을 하는 저항운동이다.

② 등장성 운동 : 근육의 길이가 감소 또는 증가하는 근육 활동이 있는 운동이다.

④ 수동 운동 : 운동 제공자가 관절 가동범위 운동을 실시한다. 관절 운동의 유연성을 유지되나 근육 수축이나 근육 강도는 유지되지 않는다.

⑤ 능동 운동 : 대상자 스스로 근육의 강도를 유지하는 운동이다.

3

과목	기본간호학	난이도	●●○	정답	③

① 편평음 – 대퇴부 ② 둔탁음 – 간 ④ 과공명음 – 기흉 ⑤ 고창음 – 공기가 가득 찬 위

회독 오답수		
1회독	2회독	3회독
개	개	개

4

과목	기본간호학	난이도	●●○	정답	③

③ 하이드로콜로이드 : 흡수성 폐쇄드레싱으로 삼출물이 젤 형태로 변화하면서 조직을 재생시킨다. 2 ~ 4단계 욕창에 사용한다.

① 거즈드레싱 : 배액이 적고 감염으로 괴사된 상처에 주로 사용한다.

④ 하이드로겔 드레싱 : 상처에 수분 제공과 사강을 채워주며, 욕창, 티눈, 수술 상처 등에 사용한다.

⑤ 폴리우레탄폼 드레싱 : 상처 표면에 수분 제공하며, 삼출물이 되는 상처나 욕창, 티눈 등에 사용한다.

5

과목	기본간호학	난이도	●○○	정답	②

①③④⑤ 혈압이 실제보다 낮게 측정되는 경우에 해당된다.

PLUS TIP 혈압 측정

㉠ 혈압이 높게 측정되는 경우 : 커프가 너무 좁거나 느슨할 때, 밸브를 너무 천천히 풀 때, 활동 직후, 수은 기둥이 눈높이보다 높을 때, 팔 위치가 심장보다 아래에 있을 때

㉡ 혈압이 낮게 측정되는 경우 : 너무 넓은 커프를 사용했을 때, 팔을 심장보다 높게 했을 때, 수은 기둥이 눈높이보다 낮을 때, 밸브를 너무 빨리 풀 때, 충분한 공기를 주입하지 않았을 때

6

과목	기본간호학	난이도	●○○	정답	⑤

① 복압성 요실금 : 요도괄약근의 허약으로 복압 상승 시 발생하는 실금이다.

② 긴박성 요실금 : 운동 신경장애로 갑작스러운 강한 요의와 불수의적 방광수축으로 발생하는 실금이다.

③ 기능성 요실금 : 인지장애, 활동장애, 환경장애 등으로 예측할 수 없는 실금이 발생한다.

④ 반사성 요실금 : 척추에서 신경전달이 차단되어 소변이 차면 반사적으로 방광이 수축되어 소변을 배출하는데, 대상자는 인지하지 못한다.

7

과목	정신간호학	난이도	●●○	정답	③

③ 환각 : 외부 자극이 없음에도 감각적으로 자극을 지각하는 것이다. 환자가 실제로 존재하지 않는 천장 위의 사람을 '보고' 있으며, 그것이 실재한다고 믿고 반응하는 것은 시각적 환각에 해당한다. 환각은 섬망, 정신병적 장애, 알코올 금단 등에서 자주 나타난다.

① 망상 : 근거 없는 잘못된 믿음을 사실처럼 확신하는 사고의 장애로, 감각 자극과는 관련이 없다.

② 착각 : 실제 있는 자극을 잘못 해석하는 상태로, 본래 자극이 존재해야 한다. 이 사례는 존재하지 않는 대상을 지각하고 있으므로 해당하지 않는다.

④ 전환 : 심리적 갈등이나 스트레스가 마비, 실어증 등의 신체 증상으로 전환되는 경우이다. 감각 지각의 문제는 해당되지 않는다.

⑤ 이인증 : 자신이나 주변 환경이 낯설고 비현실적으로 느껴지는 상태로, 감각 지각 오류와는 다르다.

8

과목	정신간호학	난이도	●●○	정답	③

③ 폐쇄되고 좁은 공간보다 개방된 공간은 불안과 억압을 줄이고, 돌발 상황 시 안전 확보와 자극 최소화가 가능하다.

① 강압적이고 대립적인 태도는 오히려 공격성을 자극한다.

② 환자의 감정을 무시하면 분노가 누적된다.

④ 논쟁은 대상자의 적개심을 악화시킨다.

⑤ 불안 완화에는 도움이 될 수 있으나 직접적인 공격 에너지와 분노 해소에 적절하지 않다. 신체적 운동을 통해 공격 에너지와 분노를 발산하도록 격려한다.

9

과목	정신간호학	난이도	●○○	정답	③

③ 엘렉트라 콤플렉스는 남근기(약 3 ~ 6세)에 나타나는 심리적 갈등으로, 여아가 아버지에게 애착을 느끼며 어머니에 대한 경쟁심을 가지는 무의식적 갈등이다. 이 갈등을 건강하게 해결하려면, 어머니와의 동일시 과정을 통해 성정체감을 형성하고, 자신의 정체성과 역할을 안정적으로 발달시킨다.

10

과목	정신간호학	난이도	●○○	정답	②

② 성숙위기란 삶의 주기에서 점차적으로 일어나는 예상 가능한 삶의 사건을 의미한다.

① 자연재해는 사회적위기에 해당한다.

③④⑤ 예상치 못한 사건이 개인의 생리적, 사회적, 심리적 통합을 위협할 때 발생하는 상황위기다.

11

과목	정신간호학	난이도	●●○	정답	②

① 적극적 경청 : 대상자를 이해하려고 할 때 사용하면 치료적 관계의 기본적인 기법이다.
③ 명료화 : 대상자의 말을 이해하지 못하거나 설명을 필요로 할 때 사용한다.
④ 재진술 : 대상자의 주요 내용을 반복하여 말하면서 이해하고 있음을 전달하는 것이다.
⑤ 정보 제공 : 적절한 결정을 돕기 위해 필요한 지식과 정보를 제공하는 것이다.

12

과목	정신간호학	난이도	●○○	정답	②

① 긴장성 혼미 : 깨어있으면서 꼼짝하지 않고 모든 자극에 반응을 안 보이는 증상을 말한다.
③ 기행증 : 정상적인 행동같이 보이지만 그 양상이 이상하거나 내용이 없는 것을 말한다.
④ 자동증 : 간단한 명령에 로봇처럼 그대로 따라 하는 것을 말한다.
⑤ 거부증 : 이유 없이 간단한 요구도 거절하는 것을 말한다.

13

과목	성인간호학	난이도	●○○	정답	④

④ 쿠싱증후군은 당류 코르티코이드를 과잉 분비하는 부신의 과잉 활동 때문에 발생한다. 인슐린의 저항으로 고혈당이 발생하고, 염분 및 수분의 정체로 부종과 고혈압을 야기한다. 체중이 증가하며 사지는 날씬한 체간부 비만을 초래하고, 만월형 얼굴, 다모증과 여드름, 머리카락이 가늘어진다. 단백질의 소모로 골다공증, 병리적 골절이 발생할 수 있다.

14

과목	성인간호학	난이도	●●○	정답	④

④ CK-MB : 심근 효소로 심근 세포에만 존재하여 심근의 손상을 평가하는 데 사용된다.
① 트로포닌 T : 심근, 골격근에 존재한다.
② LDH : 5종류 동종효소 중 LDH1이 심근 특이성이 가장 높으며 심근손상 시 혈청으로 방출된다.
③ 미오글로빈 : 횡문근섬유에서 확인되며 심근조직 손상 시 가장 먼저 증가한다.
⑤ AST : 심근 손상 후 상승한다.

15

과목	성인간호학	난이도	●○○	정답	③

③ 급성 골수성 백혈병(AML)에 대한 설명이다. 급성 골수성 백혈병은 성인에게 가장 흔한 백혈병으로, 미성숙 과립구가 비정상적으로 증식하여 골수에 축적되고 조혈과정을 방해한다.

16

과목	성인간호학	난이도	●●○	정답	⑤

⑤ 검사 후 출혈, 통증, 뇌척수액 누출, 목의 강직, 체온 상승, 배뇨곤란, 하지 근육 경련 등의 증상이 나타나면 즉시 알려야 한다.

① 소실된 뇌척수액 보충을 위해 정맥으로 수액을 주입하고 충분한 수분 섭취를 권장한다.

② 온찜질은 전신 염증을 유발할 수 있으므로 냉찜질을 적용한다.

③④ 뇌척수액 누출로 두통이 발생할 수 있다. 두통 감소를 위해 앙와위를 취하게 한다.

17

과목	성인간호학	난이도	●●○	정답	⑤

⑤ 대량 출혈로 인한 저혈량성 쇼크가 의심되는 상황에서 가장 우선적으로 정맥로 확보 후 수액을 빠르게 투여하여 순환혈류량을 보전해야 한다. 혈압 저하와 장기 관류 저하를 막기 위한 빠른 수액 공급이 핵심이다.

① 대상자의 전반적인 활력징후 사정은 중요하지만, 출혈성 쇼크가 의심되는 응급 상황에서는 우선순위가 아니다. 체온 측정은 급하지 않은 사정 항목이다.

② 저혈압과 맥박 증가 등의 순환기적 이상이 있는 상황에서 산소 공급은 필요할 수 있으나, 순환혈류량 자체가 부족한 경우에는 먼저 혈류량을 회복시키는 처치가 우선이다. 따라서 1차적 중재는 아니다.

③ 의식 수준은 쇼크의 진행 정도를 평가하는 지표이지만, 생명 유지와 직결된 순환기적 지지보다 우선순위는 낮다. 수액 공급이 선행되어야 한다.

④ 수혈이 필요한 상황을 대비해 혈액형 검사는 필요하지만, 이 또한 응급 상황에서는 즉각적인 생명 유지 조치보다 후순위이다.

18

과목	성인간호학	난이도	●○○	정답	①

③ 유방절제술을 한 경우 액와 림프절과 림프관의 제거로 림프부종이 발생할 수 있다. 수술 부위의 정맥과 림프액의 정체를 예방하기 위해 수술한 쪽의 팔을 베개로 받쳐 팔꿈치를 어깨보다 높게 올려준다.

19

과목	성인간호학	난이도	●○○	정답	①

① 임신으로 인한 에스트로겐 과다 또는 호르몬 치료로 인한 호르몬 불균형, 경구용 피임약이 콜레스테롤 수치 상승과 담낭의 수축작용을 감소시켜 담석증이 발생할 수 있어 여성에게 발생 가능성이 높다.

20

과목	성인간호학	난이도	●○○	정답	②

② 녹내장 수술 후에는 홍채와 수정체 사이의 유착(후방유착)이 발생할 수 있다. 이러한 유착은 안압 상승 및 수술 실패로 이어질 수 있으므로 예방이 중요하다. 산동제는 홍채를 후방으로 당겨 동공을 확장시킴으로써 유착을 방지하는 역할을 하는데, 특히 아트로핀 등의 산동제는 염증을 억제하고, 통증 완화에도 도움이 된다. 반대로, 축동제는 방수 유출을 촉진하지만 유착을 방지하는 데에는 부적절하다.

21

과목	성인간호학	난이도	●○○	정답	③

③ 결핵은 1차 감염부위에서 건락화 현상으로 치즈 같은 형태가 발견된다. 이러한 물질은 기관지를 통해 기침으로 배출된다. 후에 결핵 감염 부위는 석회화되며 치유되는데 이러한 반흔은 X선 상에서 발견된다. 결핵은 섬유화와 석회화를 통해 치료과정을 거치게 된다.

22

과목	성인간호학	난이도	●○○	정답	⑤

⑤ 부갑상샘기능저하증은 부갑상샘호르몬(PTH)의 분비가 감소하면서 혈중 칼슘 농도가 저하되고, 이로 인해 저칼슘혈증에 따른 신경근육계 과흥분 증상이 나타난다. 이러한 상태에서 대표적으로 관찰되는 징후가 손발의 경련이나 근육의 불수의적 수축으로 나타나는 증상인 테타니(Tetany)이다.

23

과목	성인간호학	난이도	●○○	정답	⑤

⑤ 파킨슨 병은 도파민 분비 감소로 스스로 통제하기 어려운 행동양상이 나타난다. 진전, 질질 끄는 걸음, 소서증 등이 나타나며 수면 시에는 증상이 완화된다.

① 알츠하이머는 만성진행성질환으로 최근 기억부터 소실된다. 치매의 60%를 차지한다.

② 다발성경화증은 신경자극 전도 이상으로 발생하는 중추신경계 질환으로 소뇌 침범된 증상인 보행실조증, 진전 등 증상이 나타난다.

③ 헌팅턴 무도병은 아세틸콜린과 같은 신경전달물질이 불균형한 상태로 도파민 농도는 상대적으로 상승된 양상을 보인다. 춤을 추는 것처럼 불수의적 근수축(무도병), 구음장애, 변실금 등의 증상이 나타나며 억제대 사용 시 불수의적인 움직임을 악화시킬 수 있어 사용하지 않는다.

④ 중증 치매는 치매 환자는 저녁에 증상이 악화되는 일몰증후군이 발생하기도 하여 해가 지면 더욱 주의 깊게 환자를 관찰해야 한다.

24

과목	모성간호학	난이도	●○○	정답	②

② 분만의 전구 증상은 진통이 시작되기 전 신체에 나타나는 변화로, 본격적인 분만의 임박을 예고한다. 혈성 이슬은 자궁경부가 부드러워지고 열리면서 점액과 혈액이 섞여 나오는 것으로, 가장 대표적인 전구 증상 중 하나이다. 이밖에 태아 하강, 가진통, 양막파열 등이 있다.

① 감염 시 나타나는 증상이다.

③ 분만 전구 증상과 무관한 급성 산과 응급질환이다.

④ 자궁이 방광을 압박하며 배뇨량이 증가한다.

⑤ 자궁저부가 낮아져 횡격막 압박이 감소한다.

25

과목	모성간호학	난이도	●○○	정답	③

③ 여성의 증상은 노인성 질염(위축성 질염)이다. 노인성 질염은 에스트로겐 농도가 저하되면서 질 상피가 얇아져 염증 반응이 일어나는 것으로, 에스트로겐 질정 또는 크림을 사용하여 증상을 완화시킨다.

26

과목	모성간호학	난이도	●○○	정답	⑤

⑤ 회음절개술을 받은 산모에게 분만 직후 처음 24시간 동안 얼음주머니를 적용하는데, 이는 통증을 경감시킬 뿐만 아니라 혈관 수축이 증대되어 출혈과 부종을 완화한다.

27

과목	아동간호학	난이도	●○○	정답	①

신생아의 정상 활력징후는 호흡 30 ~ 60회/분, 맥박 100 ~ 180회/분, 수축기 혈압 60 ~ 90mmHg, 체온 36.7 ~ 37.2℃이다. 신생아는 횡격막과 복벽 근육을 사용하여 복식 호흡을 하며 호흡이 5 ~ 15초간 호흡을 멈추는 주기적 호흡을 한다.

28

과목	아동간호학	난이도	●●○	정답	①

①③ 위장의 부종과 전신 허약으로 식욕부진이 있으므로 영양식이를 제공하고, 부종이 심할 경우 수분을 제한하고 저염식이를 제공한다.

② 일차 치료제로 스테로이드를 투약하며, 재발 또는 스테로이드 치료에 반응이 없을 때 면역억제제를 사용한다.

④ 스테로이드 치료 시 구토할 경우 우유 또는 음식과 함께 투약한다.

⑤ 피부 손상 방지를 위해 체위 변경을 자주 해준다.

29

과목	아동간호학	난이도	●○○	정답	②

② 서늘한 환경은 피부 혈관을 수축시켜 가려움증을 줄여주고 긁는 행동을 감소시켜 2차 감염도 예방할 수 있지만 직접적인 목적은 가려움 완화이다.

30

과목	지역사회간호학	난이도	●○○	정답	①

① 지역주민의 주도성에 따라 지역주민 참여 단계를 구분하면, '동원 → 협조 → 협력 → 개입 → 주도' 순으로 주도성이 커진다.

31

과목	성인간호학	난이도	●●○	정답	①

① 노년부양비는 15 ~ 64세 인구(경제활동가능인구) 대비 65세 이상 인구(노년 인구)의 비율을 나타내는 지표로 다음과 같이 계산한다.

$$노년부양비 = \frac{65세 이상 인구(노년 인구)}{15\sim\ 64세 인구(경제활동가능 인구)} \times 100$$

따라서 노년부양비는 50이다.

32

과목	지역사회간호학	난이도	●●○	정답	④

④ 생리적 위험이 가장 큰지, 즉각적인 치료 중단이 건강에 큰 악영향을 미치는지, 대상자의 생명을 위협하거나 급성 악화를 초래할 수 있는 요인은 무엇인지를 고려했을 때 약물치료 중단은 폐렴이라는 급성 감염질환의 치료가 중단된 것이며, 이는 감염 재발이나 악화로 바로 이어질 수 있다. 따라서 즉각적으로 재개해야 하는 우선 개입 대상이다.

33

과목	지역사회간호학	난이도	●○○	정답	⑤

⑤ 유지 단계 : 습관적인 불건전 행동이 없어지고 새로운 생활습관이 6개월 이상 지속되는 단계이다.

① 계획 전 단계 : 변화 계획이 없는 시기로, 6개월 이내에 행위변화를 시도할 의도를 가지고 있지 않은 단계이다.

② 계획 단계 : 문제를 인식하고 행동변화를 고민하는 단계로, 6개월 이내에 문제 해결 의도는 있지만 구체적인 계획은 없다.

③ 준비 단계 : 구체적인 행동 실행 계획이 있는 단계로, 1개월 이내에 행동변화를 하겠다고 생각하며 구체적인 계획 실행을 검토한다.

④ 행동 단계 : 건강한 생활습관을 위해 시간과 노력을 투자하는 단계로, 6개월 미만 동안 행위변화가 있다.

34

과목	간호관리학	난이도	●○○	정답	⑤

①④ 확인의 의무를 위반하였다.

② 비밀유지의 의무를 위반하였다.

③ 설명 및 동의의 의무를 위반하였다.

35

과목	간호관리학	난이도	●○○	정답	②

② 외적 보상은 금전적 형태로 이루어지는 보상으로 직접보상(임금, 상여금 등), 간접보상(의료지원, 기숙사 및 직원주택 제공, 연금, 자녀 및 본인 학자금지원, 휴가비 등)이 있다.

①③④⑤ 비금전적 형태로 이루어지는 심리적 보상인 내적 보상에 해당한다.

36

과목	성인간호학	난이도	●●○	정답	①

② 히스토그램 : 자료의 변동과 분포를 막대 형태로 보여주는 것으로, 시간적 자료 보존이 어려워 런차트 또는 관리도로 표현이 불가능할 때 사용하며 연속성 변수에만 사용한다.

③ 원인결과도 : 결과와 관련 요인들을 계통적으로 나타낸 것으로 결과에 대하여 관련 요인이 어떤 관계로 영향을 미치는지 연결하여 원인을 파악할 수 있다.

④ 산점도 : 두 데이터 간의 상관관계 유무를 xy 평면에 시작적으로 그린 그림이다.

⑤ 런차트 : 시간 경과에 따른 변화 추이를 파악하기 위한 꺾은선 그래프이다.

37

과목	간호관리학	난이도	●○○	정답	⑤

①②④ 퇴원 시 환자 간호에 해당한다.

③ 입원 시 환자 간호에 해당한다.

38

과목	보건의약관계법규	난이도	●●○	정답	⑤

⑤ 진료기록부 등의 보존〈의료법 시행규칙 제15조 제1항〉 … 의료인이나 의료기관 개설자는 진료기록부 등을 다음 각 호에 정하는 기간 동안 보존하여야 한다. 다만, 계속적인 진료를 위하여 필요한 경우에는 1회에 한정하여 다음 각 호에 정하는 기간의 범위에서 그 기간을 연장하여 보존할 수 있다.

1. 환자 명부 : 5년
2. 진료기록부 : 10년
3. 처방전 : 2년
4. 수술기록 : 10년
5. 검사내용 및 검사소견기록 : 5년
6. 방사선 사진(영상물을 포함한다) 및 그 소견서 : 5년
7. 간호기록부 : 5년
8. 조산기록부 : 5년
9. 진단서 등의 부본(진단서 · 사망진단서 및 시체검안서 등을 따로 구분하여 보존할 것) : 3년

39

과목	보건의약관계법규	난이도	●●○	정답	②

② 성매개감염병의 예방을 위하여 종사자의 건강진단이 필요한 직업으로 보건복지부령으로 정하는 직업에 종사하는 사람과 성매개감염병에 감염되어 그 전염을 매개할 상당한 우려가 있다고 특별자치시장 · 특별자치도지사 또는 시장 · 군수 · 구청장이 인정한 사람은 보건복지부령으로 정하는 바에 따라 성매개감염병에 관한 건강진단을 받아야 한다〈감염병의 예방 및 관리에 관한 법률 제19조(건강진단)〉.

40

과목	보건의약관계법규	난이도	●●○	정답	②

② 삶과 죽음의 의미와 가치를 널리 알리고 범국민적 공감대를 형성하며 호스피스를 적극적으로 이용하고 연명의료에 관한 환자의 의사를 존중하는 사회 분위기를 조성하기 위하여 매년 10월 둘째 주 토요일을 "호스피스의 날"로 한다〈연명의료결정법 제6조(호스피스의 날 지정) 제1항〉.

02

Page.50

1	2	3	4	5	6	7	8	9	10
③	③	②	③	④	①	②	⑤	②	⑤
11	12	13	14	15					
③	①	③	①	①					

1

과목	의사소통능력	난이도	●○○	정답	③

③ 불쾌한 골짜기 현상은 로봇의 외관 즉, 얼굴 형상에 의해 느끼는 것이므로 옷차림은 불쾌한 골짜기 현상에 영향을 미치지 않는다.

① 인간과 유사한 외관의 마네킹 로봇을 보고 불쾌함, 거부감, 섬뜩함 등을 느끼는 심리적 현상을 불쾌한 골짜기 현상이라고 한다.

② 지능형 로봇을 접했을 때 어느 정도 호감을 느끼는데, 이는 인간이 아닌 대상으로부터 인간과 유사한 점을 찾으려고 하기 때문이다.

④ 인간은 인간과 전혀 다른 모습을 한 산업용 로봇에게 호감도나 거부감 등을 느끼지 못한다.

⑤ 외관의 유사성이 어느 지점에 도달했을 때 호감도가 낭떠러지처럼 급격하게 떨어졌다가 인간과 구별하지 못할 정도로 닮았을 때 호감도는 다시 상승한다.

2

과목	의사소통능력	난이도	●○○	정답	③

③ 앞의 내용과 뒤의 내용이 상반될 때 쓰는 접속 부사 '그러나'가 적절하다.

3

과목	의사소통능력	난이도	●○○	정답	②

② 지문은 전자결재 시스템이 도입된 배경(문서 분실 · 지연 등 문제)과 도입 후 장점(실시간 확인, 속도 향상, 투명성 확보)을 설명하면서, 최종적으로 조직 전체의 효율성과 신뢰성 향상이라는 결론을 제시하고 있다.

4

과목	의사소통능력	난이도	●●○	정답	③

③ 상선약수 : 최상의 선은 물과 같다는 말이다. 필자는 물과 같이 '다투지 않는 경쟁'을 시장경제의 동력으로 보고 이를 '상선약수'에 비유하고 있다.

① 무위자연(無爲自然) : 인위적인 손길이 가해지지 않은 자연을 가리키며, 자연을 거스르지 않고 순응하는 태도를 의미하기도 한다.

② 산고수장(山高水長) : 산은 높이 솟고 강은 길게 흐른다는 뜻으로, 인자나 군자의 덕행이 높고 한없이 오래 전하여 내려오는 것을 의미한다.

④ 수어지교(水魚之交) : 노자의 사상이 아닌 단순 한자성어이며, 아주 친밀하여 떨어질 수 없는 사이를 비유적으로 이른다.

⑤ 형설지공(螢雪之功) : 반딧불이와 눈으로 이룬 공을 뜻하는 말로, 많은 고난과 역경 속에서도 부지런히 공부하여 성공함을 이르는 말이다.

5

과목	의사소통능력	난이도	●○○	정답	④

④ 체내 수분은 생태에 일어나는 생화학적 반응의 용매로서 작용할 뿐만 아니라 영양소의 운반 · 배출 · 분비, 삼투압 조절 및 체온 조절 등에 관여하고 혈량을 유지하는 데 필수적이며 체내 영양 공급 및 노폐물 배설에도 주요한 역할을 한다. 신체의 항상성 유지, 면역력 증진 등에도 도움이 된다.

6

과목	문제해결능력	난이도	●○○	정답	①

① 약속장소에 도착한 순서는 'E – D – A – B – C' 순이고, 제시된 사실에 따르면 C가 가장 늦게 도착하긴 했지만 약속시간에 늦었는지는 알 수 없다.

7

과목	문제해결능력	난이도	●●○	정답	②

② 丙은 25점 만점 중 20점이므로 한 개만 틀렸기 때문에 丙의 답안지를 기준으로 정답을 가려낼 수 있다.

• 1번 문항이 틀렸다고 가정할 때

구분	1번	2번	3번	4번	5번	총점(25점)
甲	O	X	X	X	O	10점
乙	X	O	X	O	O	15점
丙	X	X	O	O	O	20점
丁	X	X	O	O	O	25점

甲 = 10점, 乙 = 15점, 丙 = 20, 丁 = 25점이므로 조건이 성립될 수 없다.

• 2번 문항이 틀렸다고 가정할 때

구분	1번	2번	3번	4번	5번	총점(25점)
甲	O	X	X	X	O	10점
乙	X	O	X	O	O	15점
丙	O	O	O	O	O	20점
丁	X	X	O	O	O	15점

甲 = 10점, 乙 = 15점, 丙 = 20점, 丁 = 15점이므로 조건이 성립될 수 없다.

• 3번 문항이 틀렸다고 가정할 때

구분	1번	2번	3번	4번	5번	총점(25점)
甲	O	X	X	X	O	20점
乙	X	O	X	O	O	15점
丙	O	X	X	O	O	20점
丁	X	X	O	O	O	15점

甲 = 20점, 乙 = 15점, 丙 = 20점, 丁 = 15점이므로 조건이 성립될 수 없다.

• 4번 문항이 틀렸다고 가정할 때

구분	1번	2번	3번	4번	5번	총점(25점)
甲	O	X	X	X	O	20점
乙	X	O	X	O	O	5점
丙	O	X	O	X	O	20점
丁	X	X	O	O	O	15점

甲 = 20점, 乙 = 5점, 丙 = 20점, 丁 = 15점이므로 조건이 성립될 수 없다.

• 5번 문항이 틀렸다고 가정할 때

구분	1번	2번	3번	4번	5번	총점(25점)
甲	O	X	X	X	O	10점
乙	X	O	X	O	O	5점
丙	O	X	O	O	X	20점
丁	X	X	O	O	O	15점

甲 = 10점, 乙 = 5점, 丙 = 20점, 丁 = 15점이므로 조건이 성립된다.

∴ 乙의 총점은 5점이다.

8

과목	대인관계능력	난이도	●○○	정답	⑤

⑤ ㉠은 개인 기호에 따른 문제임으로 주관적 불만에 해당하며, 사과 · 공감으로 충분하다. 실제 결함이 없는 경우이므로 환불은 적절한 대응이 아니다.

9

과목	대인관계능력	난이도	●●○	정답	②

② 두 사례의 공통점은 팀이 성과를 거둔 핵심 요인이 상호 간의 존중과 협력이었다는 점이다. ㈎에서는 '팀원 간 의견 충돌을 존중과 조율을 통해 해결했다' ㈏에서는 '언어 · 문화 차이를 극복하고 상호 존중을 기반으로 협력했다'를 통해 두 사례의 가장 중요한 팀워크 요소는 상호 간의 존중이라는 것을 알 수 있다.

10

과목	대인관계능력	난이도	●○○	정답	⑤

⑤ 지문을 통해 나타나는 징후는 팀 리더가 중재에만 치중하여 주도성을 발휘하지 못하고, 명확한 방향 제시가 이루어지지 않았다는 점이다.

11

과목	직업윤리	난이도	●○○	정답	③

③ 직원 복지 활동으로 CSR 실천 활동으로 보기 어렵다.

①②④⑤ 사회 전체에 긍정적인 영향을 주는 활동으로 CSR에 해당한다.

12

과목	직업윤리	난이도	●○○	정답	①

① 업무와 관련된 모든 것을 숨김없이 정직하게 수행하고, 본분과 약속을 지켜 신뢰를 유지하는 정직과 신용의 원칙을 위반하였다.

PLUS TIP 직업윤리의 5대 원칙

㉠ 객관성의 원칙 : 업무의 공공성을 바탕으로 공사구분을 명확히 하고, 모든 것을 숨김없이 투명하게 처리하는 것이다.

㉡ 고객중심의 원칙 : 고객에 대한 봉사를 최우선으로 생각하고 현장중심, 실천중심으로 일하는 것이다.

㉢ 전문성의 원칙 : 자기업무에 전문가로서의 능력과 의식을 가지고 책임을 다하며, 능력을 연마하는 것이다.

㉣ 정직과 신용의 원칙 : 업무와 관련된 모든 것을 숨김없이 정직하게 수행하고, 본분과 약속을 지켜 신뢰를 유지하는 것이다.

㉤ 공정경쟁의 원칙 : 법규를 준수하고, 경쟁원리에 따라 공정하게 행동하는 것이다.

13

과목	정보능력	난이도	●●○	정답	③

③ DCOUNT 함수는 조건을 만족하는 개수를 구하는 함수로, A1:D6은 데이터베이스 범위이며, 3은 세 번째 열(주행거리)을 대상으로 개수를 센다. A8:B10은 조건범위에 해당한다. 따라서 차종이 세단이거나 연식이 2020년보다 큰 레코드의 수를 구하는데,

2행 : SUV, 2024 → 연식 만족

3행 : 세단, 2023 → 세단 만족

4행 : SUV, 2018 → 불만족

5행 : 세단, 2020 → 세단, 연식 만족

6행 : SUV, 2019 → 불만족

그러므로 결과 값은 3이 된다.

14

과목	정보능력	난이도	●○○	정답	①

② ipconfig : 사용자의 컴퓨터 IP 주소를 확인하는 명령이다.

③ nslookup : URL 주소로 IP 주소를 확인하거나 DNS 동작 여부를 확인하는 명령이다.

④ nbtstat : IP 주소가 중복되어 충돌하는 경우, 충돌 지점을 알아내는 명령이다.

⑤ net view : 특정 컴퓨터 시스템에 공유되어 있는 현황을 보여주는 명령이다.

15

과목	정보능력	난이도	●○○	정답	①

① 조건에 맞는 주문 금액의 평균값을 구하기 위해서는 =AVERAGEIF(조건 범위, 조건, 합을 구할 범위) 또는 =SUMIF(조건 범위, 조건, 합을 구할 범위)/COUNTIF(조건 범위, 조건)을 적용해야 한다. 따라서 도출되는 값은 40,300원이 된다. ㉡은 #VALUE 값이 도출되며 ㉣는 중복값을 찾는 조건부 서식으로, 3이라는 값이 도출된다.

제 03 회 정답 및 해설

01 Page.60

1	2	3	4	5	6	7	8	9	10
⑤	③	②	⑤	⑤	②	⑤	③	②	⑤
11	12	13	14	15	16	17	18	19	20
①	①	②	①	⑤	②	②	①	①	①
21	22	23	24	25	26	27	28	29	30
④	②	④	⑤	①	④	②	②	⑤	④
31	32	33	34	35	36	37	38	39	40
③	①	②	⑤	④	③	①	②	④	⑤

1

과목	기본간호학	난이도	●○○	정답	⑤

⑤ Morphine은 마약성 진통제로, 호흡수를 사정해야 한다.

2

과목	기본간호학	난이도	●○○	정답	③

③ 3단계 욕창에서는 피부 전층 손상으로 피하지방까지 침범되며, 근육, 건, 뼈는 보이지 않는다. 삼출물이나 괴사 조직이 동반될 수 있다.

① 2단계 욕창의 특징이다. 진피까지의 부분 손상으로, 장액성 수포나 표피 박탈이 관찰된다.

② 4단계 욕창의 특징으로, 피부나 피하지방뿐만 아니라 근육, 뼈까지 손상된 가장 심한 단계다. 개방성 상처가 깊고 감염 위험이 높다.

④ 1단계 욕창의 특징이다. 피부는 손상되지 않았으나 압박 제거 후에도 사라지지 않는 국소 발적이 특징이다. 통증, 열감, 단단함이 동반될 수 있다.

⑤ 미분류 욕창의 특징으로, 괴사 조직이나 가피로 상처 바닥이 덮여 있어 깊이를 판단할 수 없다.

회독 오답수		
1회독	2회독	3회독
개	개	개

3

과목	기본간호학	난이도	●●○	정답	②

② 제5뇌신경은 삼차신경으로 측두근, 저작근과 안면에 눈, 상악, 하악 등을 관여하는 기능을 한다.

① 제7뇌신경

③ 제8뇌신경

④ 제9 · 10뇌신경

⑤ 제12뇌신경

4

과목	기본간호학	난이도	●○○	정답	⑤

⑤ 부분의치는 수술 중 빠질 수가 있으므로 부분의치도 제거해야 한다.

5

과목	기본간호학	난이도	●○○	정답	⑤

⑤ 비말주의 : 5㎛ 초과의 병원균을 차단하는 방법으로 기침이나 재채기, 대화 등으로 전파되는 것을 방지한다.

① 역격리 : 민감한 환자를 외부 균으로부터 보호하는 것이다.

② 혈액격리 : 감염된 혈액과 체액의 직접 접촉으로 인한 병원균 전파를 방지한다.

③ 공기주의 : 5㎛ 이하의 병원균을 차단하는 방법으로 공기를 통해 먼 거리까지 전파되는 것을 방지한다.

④ 접촉주의 : 직접 또는 간접 접촉으로 인한 병원균 전파를 방지한다.

6

과목	기본간호학	난이도	●○○	정답	②

죽음 수용의 5단계

㉠ 부정 : 현실을 믿지 못하고 다른 병원을 찾아다닌다.

㉡ 분노 : 자신에게 일어난 일을 모든 대상에게 분노한다.

㉢ 협상 : 죽음을 미루고 타협을 하려고 한다.

㉣ 우울 : 죽음을 부정하지 않고 상실감과 우울감에 빠진다.

㉤ 수용 : 죽음을 수용하고 마지막을 준비한다.

7

과목	정신간호학	난이도	●●○	정답	⑤

조현병 양성 증상

㉠ 환각 : 환청, 환시, 환촉, 환후, 환미

㉡ 망상 : 피해 망상, 종교 망상, 관계 망상, 과대망상 등

㉢ 사고과정의 장애 : 비논리적 사고, 보속증, 반향언어, 지리멸렬, 자폐적 사고

㉣ 와해된 행동 : 긴장성 혼미, 긴장성 흥분상태, 기행증, 반항행동 등

8

과목	정신간호학	난이도	●○○	정답	③

③ 범불안장애 : 일상적인 여러 상황에 대해 과도한 걱정과 불안이 6개월 이상 지속되며, 이로 인해 일상생활에 어려움이 생기는 상태를 말한다. 사례는 회사 컴퓨터 고장, 상사의 반응 등 현실적으로 큰 위협이 아닌 일에 대해 반복적으로 걱정하고 있으며, 신체 증상(소화불량, 수면장애)도 동반되고 있다. 불안의 내용이 특정 대상에 한정되지 않고 전반적이므로 범불안장애에 해당한다.

① 강박장애 : 원치 않는 생각(강박 사고)이나 행동(강박 행위)을 반복하는 것을 말한다.

② 특정공포증 : 특정 대상이나 상황(예: 고소공포, 동물 등)에만 극심한 공포를 느끼는 것을 말한다.

④ 사회불안장애 : 타인의 평가나 시선에 대한 두려움이 중심이며, 대인관계 회피가 특징이다.

⑤ 외상후 스트레스장애 : 실제 외상 사건(사고, 재난, 폭력 등)을 경험하거나 목격한 후, 그 사건을 반복적으로 악몽, 플래시백 등으로 겪으며 관련 자극을 회피하고, 과각성(불면, 과민 반응, 집중 곤란 등) 증상을 지속적으로 보이는 상태이다.

9

과목	정신간호학	난이도	●○○	정답	④

② 폭력 공격자는 자기중심적인 이기심, 낮은 자존감으로 인한 좌절, 폭력 정당화 등의 특성을 가진다.

①③④⑤ 폭력 피해 대상자의 특성이다.

10

과목	정신간호학	난이도	●●○	정답	⑤

⑤ 치료적 인간관계의 단계 중 상호작용 전 단계에는 자신의 불안, 두려움의 근원, 선입견, 편견을 확인하고 극복하는 자기 탐색이 필요하다. 또한 이 단계에서는 대상자에 대한 자료 수집도 이뤄진다.

①②③ 오리엔테이션 단계에 대한 설명이다.

④ 활동단계에 대한 설명이다.

11

과목	정신간호학	난이도	●○○	정답	①

① 반영 : 대상자의 주 생각을 간략하게 반복하면서 대상자 스스로가 듣고 생각해볼 수 있도록 한다.

② 피드백 : 타인이 대상자를 어떻게 지각하고 대하는지 건설적인 정보를 제공한다.

③ 명료화 : 간호사가 대상자의 말을 이해하지 못했을 때 사용하여 대상자가 이해하는 것을 명확하게 한다.

④ 정보제공 : 대상자의 적절한 선택을 돕기 위해 필요한 지식과 정보를 제공한다.

⑤ 초점 맞추기 : 대상자가 중요한 주제에서 벗어나지 않고 하나의 주제에만 집중할 수 있도록 한다.

12

과목	정신간호학	난이도	●●○	정답	①

② 남용 : 개인의 생활에 문제를 일으킬 만큼 쾌락을 목적으로 알코올이나 약물을 사용 또는 과용하는 것이다.

③ 중독 : 조절이 불가능할 정도로 약물에 강박적 집착을 나타내며 신체적 · 심리적 의존상태를 일컫는다.

④ 금단증상 : 복용 중단으로 인해 일시적으로 나타나는 증상이다.

⑤ 플래시백 : 환각제를 복용하지 않았는데도 중독 시 경험했던 지각적 증상을 다시 경험하는 것이다.

13

과목	성인간호학	난이도	●○○	정답	②

① 함입 : 우울증 환자의 주요 방어기전으로 타인을 향한 모든 감정을 자신에게 향하게 한다.

③ 전치 : 감정이 왜곡되어 원래의 대상으로부터 분리, 그보다 덜 위협적인 대상으로 왜곡된 감정이 향하는 신경증적 방어기전이다.

④ 보상 : 어떤 분야의 결함을 다른 분야의 우수성으로 대체하려는 방어기전이다.

⑤ 퇴행 : 현재의 심리 갈등을 피하기 위해 발달 이전 단계로 돌아가 의존적인 모습을 보이는 미성숙 방어기전이다.

14

과목	성인간호학	난이도	●○○	정답	①

① 상부 위장관에 출혈이 있으면 신속하게 활력징후를 측정해야 한다. 이는 환자의 쇼크 상태를 알려주는 지표이기 때문이다. 혈압 저하 및 빠르고 약한 맥박, 차고 축축한 피부, 안절부절못함 등의 증상을 주의 깊게 관찰해야 한다.

15

과목	성인간호학	난이도	●○○	정답	⑤

⑤ 당뇨병 케톤산증은 1형 당뇨병 환자에게 나타나는 가장 심각한 대사 장애이며, 인슐린 투여양이 너무 적을 때 발생한다. 고혈당 상태에서 인슐린이 부족하므로 에너지를 내기 위해 포도당 대신 지방과 단백질, 근육을 쓰게 되면서 분해과정을 통해 케톤체가 생성된다. 케톤산증 증상은 과일향기가 나는 호흡 또는 아세톤 냄새, 쿠스마울 호흡이 나타나고 과다한 케톤을 제거하기 위해 다량의 소변이 배출되면서 탈수, 갈증이 나타나며 전해질 불균형이 일어난다.

16

과목	성인간호학	난이도	●○○	정답	②

② 브로카 영역이 손상되면 의미는 알고 단어도 떠오르지만, 발음이 어눌하고 말을 매끄럽게 이어가지 못하는 특징이 나타난다. 운동성 실어증(브로카 실어증)이라고 불리며, 언어이해능력은 정상이지만 언어구사능력은 현저히 떨어진다.

17

과목	성인간호학	난이도	●●○	정답	②

② 실내 습도를 높여 소화를 돕는다. 또한, 금기가 아닌 경우에는 하루 물 8 ~ 10잔을 마시도록 돕는다.

①③ 기관지 분비물이 있는지 확인하고 체위배액과 흉부 물리치료를 통해 분비물 이동을 돕는다.

④ 횡격막 호흡과 입술 오므리기 호흡법을 권장하고 빠르고 얕은 호흡을 피하도록 교육한다. 입술 오므리기 호흡법은 호기를 길게 하여 세기관지 허탈을 방지한다. 중증 환자에게는 호흡 시 에너지 소모가 증가될 위험이 있는 횡격막 호흡은 자제한다.

⑤ 호흡근육 강도를 유지하기 위해 고단백의 음식을 섭취하도록 권장한다.

18

과목	성인간호학	난이도	●○○	정답	①

① H2 수용체 차단제(H2 blocker)는 위산 분비를 억제하는 제제이다. HIV 치료제는 뉴클레오사이드 역전사효소 억제제(NRTIs), 비뉴클레오사이드 역전사효소 억제제(NNRTIs), 단백분해효소 억제제(PIs), 통합 효소 저해제(INSTIs), CCR5길항제, 막융합억제제 6가지로 분류된다.

19

과목	성인간호학	난이도	●○○	정답	①

① 심박출량(CO)은 1회 심박동량(SV) × 심박동수(HR)로, 1회 심박동량(SV)은 전부하, 후부하, 심근수축력의 영향을 받는다. 따라서 심박출량(CO)에는 전부하, 후부하, 심근수축력, 심박동수(HR)의 영향이 미친다.

20

과목	성인간호학	난이도	●●○	정답	①

① 심낭압전 : 정맥혈이 심장으로 유입될 수 없을 정도의 많은 수분이 심장 내 축적되어 심실의 충만을 감소시키게 된다. 이로 인해 정맥압이 증가하고 심박출량과 동맥압은 하강하게 되며 맥압은 감소한다.

② 심낭염 : 급성 또는 만성으로 발병하며 심낭에 염증이 발생하면 섬유소, 내피세포 등을 포함한 삼출물이 생성되며 심낭을 둘러싸 늑막과 주변조직에 염증을 일으킨다. 심낭마찰음이 발생이 특징이다.

③ 심근염 : 심근에 발생한 염증성 심근병증이며 확장성 심근병증으로 인한 심부전, 심정지의 합병증이 유발될 수 있다. 주로 바이러스 감염으로 발생한다. 드물게 심낭마찰음이 발생하기도 한다.

④ 심내막염 : 심장 내막에 염증이 생기며 주로 판막에 발생하게 된다. 아급성세균성 심내막염, 급성세균성 심내막염이 있다.

⑤ 류마티스성 심질환 : 류마티스 열 합병증으로 인해 발생한다. 류마티스열은 전신적 염증성 질환으로 편도인두 부분의 A군 감마-용혈성 연쇄상구균 감염의 후속 반응으로 나타난다. 류마티스열의 주요 임상증상으로는 심염, 관절염, 무도병, 윤상홍반, 피하결절, 발열이 있다.

21

과목	성인간호학	난이도	●●○	정답	④

①④ 그림을 이용하거나 얼굴을 보면서 천천히 대화하는 것이 좋다.

②⑤ 노인과 의사소통을 할 때는 기억력 감소를 고려하여 간결하게 대화하는 것이 좋다.

③ 대화를 이해할 수 있도록 충분한 시간을 갖고 반복적으로 설명한다.

22

과목	성인간호학	난이도	●●○	정답	②

② 알부민은 감소한다. 간부전의 간 기능 검사 시 AST, ALT 수치 증가, 알부민 감소, 콜레스테롤 수치 감소, 응고인자 감소, 혈중 암모니아 증가, 간접 및 직접 빌리루빈 증가, 콜린에스테라아제 수치 감소가 나타난다.

23

과목	성인간호학	난이도	●●○	정답	④

④ 신선동결혈장 : 물과 단백질로 이루어져 있으며 단백질에는 글로불린, 항체, 응고인자가 포함된다. 해동 후 3시간 이내 주입되어야 하며 혈액응고인자 결핍환자, 비타민K 결핍증, 유전성응고 억제제 결핍증에 적응증을 두고 있다.

① 전혈 : 적혈구, 혈장, 혈장단백 성분으로 전혈을 수혈하는 경우는 드물다.

② 적혈구농축액 : 헤모글로빈 수치가 8g/Dl 이하이거나 수치에 상관없이 빈혈 증상이 발생하는 경우에 쓰인다.

③ 혈소판 농축액 : 점상출혈, 자반증, 정맥출혈, 비출혈 또는 혈소판감소증, 파종성 혈관내 응고에서 출혈이 발생한 경우에 쓰인다.

⑤ 동결침전제제 : 혈우병 A와 폰빌레브란트병 환자에 쓰인다.

24

과목	성인간호학	난이도	●○○	정답	⑤

⑤ 누출물이 생기면 교체주기가 아니어도 장루 주머니를 교체한다. 장루 주머니가 반 정도 찼을 때 비울 수 있도록 한다. 사회생활 지속을 위해 가스를 유발하는 음식을 알려주어 가스배출을 최소화할 수 있도록 한다(땅콩, 양배추, 옥수수는 가스를 생성).

25

과목	성인간호학	난이도	●●○	정답	①

① 임종 시 말초조직의 관류가 비효과적이게 되어 순환변화로 인해 빈맥, 청색증 등이 발생한다.

② 폐부전 또는 대사변화로 인해 보상기전으로 가스교환 장애, 비효과적 호흡양상이 나타난다.

③④ 관류가 감소함에 따라 소변량 감소, 저혈압이 나타날 수 있다.

⑤ 근육조절 결핍으로 인한 요실금이 발생할 수 있다.

26

과목	성인간호학	난이도	●○○	정답	④

④ 수술 후, 다음날 쉰 목소리는 며칠 내에 정상적으로 돌아오며 4일 이상 지속 되면 비정상적임을 의심해 봐야 한다.

① 혈압이 낮아지고 맥박이 빨라지는 것은 출혈 위험을 나타낸다.

②③ 수술 시 부갑상선이 손상되면 안면 근육경련(Chvostek's sign), 상완 압박 시 팔의 경련(Trousseau's sign) 등의 테타니 증상이 나타난다.

⑤ 갑상샘 절제술 후 특히 유의할 사항은 그 외에도 호흡곤란, 불규칙한 호흡, 천명음, 기관 폐색, 목 조이는 느낌, 연하 란 등이 있다.

27

과목	성인간호학	난이도	●○○	정답	②

② 수술 시 가스나 오일을 사용했을 경우 한동안 엎드린 자세와 고개 숙인 자세를 취해 가스를 망막쪽으로 밀어낸다.

28

과목	성인간호학	난이도	●●○	정답	②

② 악성빈혈은 비타민 B12의 결핍으로 발생한다. 비타민 B12는 주로 동물성 제품에 함유되어 있기 때문에 채식주의자에게 주로 발생한다.

① 철 결핍성 빈혈의 원인이다.

③ 용혈성 빈혈의 원인이다.

④ 재생불량성 빈혈의 원인이다.

⑤ 판코니 빈혈 환자에게서 볼 수 있는 증상이다.

29

과목	성인간호학	난이도	●○○	정답	⑤

⑤ 고단백, 고비타민, 고탄수화물 식이를 권장하며 날음식이나 생야채, 생과일은 감염위험이 있으므로 제한한다.

30

과목	성인간호학	난이도	●●○	정답	④

④ 두개내압이 상승한 환자, 유두 부종 환자, 뇌종양이 의심되는 환자는 뇌척수액의 갑작스러운 제거로 뇌구조가 대후두공으로 탈출되어 연수의 생명 중추에 압력이 가해질 수 있으므로 요추 천차를 시행하면 안 된다.

① 척수 신경이 L_1 ~ L_2까지 내려와 있으므로 L_3 ~ L_4 또는 L_4 ~ L_5에 요추 천자를 시행해야 신경 손상을 줄일 수 있다.

② 정상적인 뇌척수압은 60 ~ 180mmH_2O(5 ~ 15mmHg)이며 세균성 수막염, 대뇌출혈, 종양이 의심된다.

③ 정상적인 뇌척수액은 무색, 투명하며 혼탁 시 감염이 의심된다.

⑤ 요추 천자 후에는 척수성 두통을 감소시키기 위해 머리를 들지 않고 반듯한 자세로 누워 있어야 한다.

31

과목	모성간호학	난이도	●●○	정답	③

③ 태아에게 폐는 있으나 거의 기능하지 않고 태반이 산소와 이산화탄소를 교환하여 호흡이 가능하게 한다.

①②④⑤ 양수의 기능이다.

32

과목	모성간호학	난이도	●○○	정답	①

① 분만기전은 '진입 → 하강 → 굴곡 → 내회전 → 신전 → 복구 및 외회전 → 만출' 순으로 진행되는데, 진입 단계에서 아두의 가장 긴 직경인 대횡경선이 골반입구를 통과한다. 초산부의 경우 보통 분만 시작 2주 전에 진입하는데, 진입이 일어나지 않으면 협골반, 전치태반, 골반종양, 이상 태향 등을 의심해야 한다. 경산부의 경우 분만 시작과 함께 진입한다.

33

과목	모성간호학	난이도	●○○	정답	②

② 유피낭종은 양성 기형종으로, 대부분 무증상이나 복통, 비정상적 자궁출혈 등을 호소할 수 있다. 낭종에서 털, 치아, 연골, 뼈 등이 발견된다.

34

과목	모성간호학	난이도	●○○	정답	⑤

⑤ 아동의 영양균형과 편식을 교정하기 위해서는 영양가 있는, 질 좋은 음식들을 규칙적이고 차분하게 식사할 수 있도록 해야 한다. 아동을 식사 준비에 참여시키면서 음식에 대한 흥미와 관심을 높여 올바른 식습관을 형성시킨다.

35

과목	아동간호학	난이도	●●○	정답	④

① 두뇌발달의 결정적 시기는 만 2세까지다. 생후 2년 동안 성인의 80% 가까이 성장한다.

② 여아는 만 10 ~ 14세, 남아는 만 12 ~ 16세에 급성장이 일어난다.

③ 발달의 방향성은 두미발달(두부 → 미부), 근원발달(중심 → 말초), 세분화(단순 → 복잡)으로 구분할 수 있다.

⑤ 신체발달, 정서발달, 사회성발달, 성격발달, 지적발달 등은 상호밀접하여 통합된 전체로서 발달한다.

36

과목	아동간호학	난이도	●○○	정답	③

③ 페닐케톤뇨증은 아미노산 대사 이상으로 발생하는 선천성 대사장애로, 증상에는 성장발달 장애, 백색증, 잦은 구토, 행동과다, 경련성 근육운동, 땀과 오줌에서 나는 특징적인 곰팡이 냄새, 지능발달 지연 등이 있다. 치료는 식이요법으로 시행하며 식이제한에 대한 가족 교육이 반드시 필요하다.

37

과목	지역사회간호학	난이도	●●○	정답	①

① 교차비는 특정 조건하에 사건이 일어날 확률과 일어나지 않을 확률의 비를 나타낸 것으로, 환자군 – 대조군 연구에서는 교차비로 상대위험비를 추정한다.

※ 환자군 – 대조군

환자군과 대조군이 각 원인 요인에 노출된 여부를 확인하여 관련성을 규명한다. 즉, 흡연 – 후두암 등 원인으로 추정되는 요인과 질병의 관련성을 검증하는데 교차비로 요인과 질병의 관계를 검증한다.

38

과목	성인간호학	난이도	●○○	정답	②

② 강의 : 짧은 시간 내 많은 양의 지식이나 정보를 많은 사람에게 전달할 수 있으므로 경제적이다.

① 전시 : 수집한 자료를 모아 보여주는 것이다.

③ 토의 : 공동학습의 형태로 민주주의 원칙에 기반을 둔 학습법이다. 많은 시간이 소요된다.

④ 역할극 : 학습자들이 실제 상황의 한 인물을 연기하면서 그 상황에 처한 사람들의 입장이나 상황을 이해하고 해결방안을 모색하는 방법이다.

⑤ 시뮬레이션 : 실제 현장과 유사한 여건에서 안전하고 빠르게 경험하는 방법이다.

39

과목	성인간호학	난이도	●●○	정답	④

①②⑤ 과정적 측면

③ 결과적 측면

※ 도나베디언 간호 질 평가 접근법

㉠ 구조적 측면(조건에 대한 평가) : 간호서비스 제공 시 사용되는 인·물적 등 재정, 정책, 절차, 지침, 직무기술서, 조직구조, 인력 배치, 업무량, 교육 및 연구, 설비, 장비, 물품 등

㉡ 과정적 측면(간호수행 과정 관찰 및 수행 자체 평가) : 간호실무과정 측정, 간호과정, 간호부서와 타부서와의 상호작용, 리더십, 의사소통, 간호사의 숙련도 및 태도 등

㉢ 결과적 측면(간호수행 결과 평가) : 환자의 만족도 점수, 건강상태, 자가간호 수준, 합병증 발생 유무, 비용 등

40

과목	보건의약관계법규	난이도	●●○	정답	⑤

예비병상의 확보 및 유지〈응급의료에 관한 법률 시행규칙 제20조〉

① 응급의료기관이 법 제33조(예비병상의 확보)의 규정에 따라 확보하여야 하는 예비병상의 수는 「의료법」 제33조(개설 등) 제4항에 따라 허가받은 병상 수의 100분의 1 이상(병·의원의 경우에는 1병상 이상)으로 한다.

② 응급의료기관은 응급실을 전담하는 의사(이하 "전담의사"라 한다)가 입원을 의뢰한 응급환자에 한하여 ①에 따른 예비병상을 사용하게 해야 한다. 다만, 최근의 응급환자발생상황과 다음 날의 예비병상 확보가능성 등을 고려하여 매일 오후 10시 이후에는 응급실에 있는 응급환자 중 입원 등의 필요성이 더 많이 요구되는 환자의 순으로 예비병상을 사용하도록 할 수 있다.

02

Page.73

1	2	3	4	5	6	7	8	9	10
④	③	③	②	②	④	①	①	⑤	④
11	12	13	14	15					
②	④	③	③	②					

1

과목	의사소통능력	난이도	●○○	정답	④

④ [표 1]을 통해 2030년에는 우리나라 치매노인의 비율이 전체 노인의 10.5%를 차지할 것으로 예상한다는 것을 알 수 있다.

① 첫 번째 문단을 통해 우리나라에서는 보건복지부가 치매 관리의 중요성을 알리고 공감을 형성하기 위해 2008년부터 치매 인식개선과 극복 프로그램 캠페인을 열고 있다는 사실을 알 수 있다.

② 세 번째 문단을 통해 2016년에는 OECD가 발표한 10대 치매 관리 핵심 정책 목표를 기준으로 제3차 치매관리종합계획을 발표했다는 사실을 알 수 있다.

③ 세 번째 문단을 통해 2021년에 발표한 제4차 치매관리 종합계획(201 ~ 2025)은 전문화된 치매관리와 돌봄을 위해 초고령사회에 대응한 다양한 제도 개선을 구축했다는 것을 알 수 있다.

⑤ [표 1]을 통해 지속적인 증가를 예측하고 있는 것을 확인할 수 있다.

2

과목	의사소통능력	난이도	●●○	정답	③

③ 다음 글은 노지 스마트 농업에 대한 글이다. ㉢은 작물에 비료를 사용하는 이유를 말하고 있으므로 노지 스마트 농업과 직접적인 관련이 없는 부분이다. ㉠은 노지 스마트 농업에 대해 서술하기 전 배경지식 서술에 해당한다. ㉡은 노지 스마트 농업의 4단계 중 관찰단계에 대한 설명이다. ㉣은 현재 국내 노지 스마트 농업 시범사업에 대한 내용이며 ㉤은 국내 미래 노지 스마트 농업의 긍정적인 전망을 제시하고 있다.

3

과목	의사소통능력	난이도	●○○	정답	③

③ 서류전형과 최종합격자 발표는 합격자에게만 개별 유선통보가 되는 것이므로 연락이 없을 경우 합격하지 못한 것으로 판단할 수 있다. 일반적으로 채용 공고문에서는 합격자 발표 방법으로 개별 통보 또는 홈페이지에서 확인 등을 제시하고 있으므로 반드시 이를 숙지할 필요가 있다.

① 접수 가능 시간과 근로자 근무시간대는 동일하게 09:00~18:00이다.

② 접수방법은 이메일이라고 언급하고 있으며, 자격증은 해당자만 제출하면 된다.

④ 근무지는 ○○공사 경기지역본부이므로 공식 근무지 위치는 경기지역본부 소재지인 경기도 성남시 분당구가 된다.

4

과목	의사소통능력	난이도	●●○	정답	②

② ㉠은 첫인상이 형성되는 일반적 원리를 설명하는 부분, 즉 사실 제시로 사례를 넣기에는 이르다. ㉡의 뒤에는 이유를 제시하고 있으므로, ㉡ 자리에 면접 사례가 구체적 보충 설명으로 들어가기 적절하다. ㉢과 ㉣ 자리에는 첫인상의 한계와 보완을 설명하는 부분이라 사례와 어울리지 않으며 ㉤은 끝마침을 하는 부분이므로 위치하기에 적절하지 않다. 따라서 〈보기〉 문장은 ㉡에 들어가는 것이 가장 자연스럽다.

5

과목	의사소통능력	난이도	●○○	정답	②

② 합리적 의사결정의 조건으로 회의에서 논의된 내용이 투명하게 공개되어야 한다는 조건을 명시하고 있으나, ㉠과 ㉢에서는 비공개주의를 원칙으로 하고 있기 때문에 조건에 위배된다.

6

과목	문제해결능력	난이도	●○○	정답	④

④ 지원자들의 종합 평점은 다음과 같다.

지원자	전문성	업무 경력	현지 적응력	외국어능력	활동계획서	종합 평점
유**	20점	20점	15점	7점	27점	89점
한**	16점	16점	15점	15점	28점	90점
장**	20점	18점	8점	15점	25점	86점
서**	14점	18점	20점	3점	26점	81점
박**	16점	14점	15점	18점	26점	89점
계**	18점	18점	15점	18점	27점	96점

7

과목	문제해결능력	난이도	●●○	정답	①

① 승차 정원이 2명인 E를 제외한 나머지 차량의 차량별 실구매 비용을 계산하면 다음과 같다.

(단위 : 만 원)

차량	차량 가격	충전기 구매 및 설치비용	정부 지원금 (완속 충전기 지원금 제외)	실구매 비용
A	5,000	2,000	2,000	5,000 + 2,000 − 2,000 = 5,000
B	6,000	0(정부 지원금)	1,000	6,000 + 0 − 1,000 = 5,000
C	8,000	0(정부 지원금)	3,000	8,000 + 0 − 3,000 = 5,000
D	8,000	0(정부 지원금)	2,000	8,000 + 0 − 2,000 = 6,000

이 중 실구매 비용이 동일한 A, B, C에 대하여 '점수 계산 방식'에 따라 차량별 점수를 구하면 A는 승차 정원에서 2점의 가점을, B는 최고속도에서 4점의 감점과 승차 정원에서 4점의 가점을 받게 되고 C는 감점 및 가점이 없다. 따라서 甲이 선정하게 될 차량은 점수가 가장 높은 A가 된다.

8

과목	문제해결능력	난이도	●○○	정답	①

① 세 사람은 모두 각기 다른 동에 사무실이 있으며, 어제 갔던 식당도 서로 겹치지 않는다.

㉠ 세 번째 조건 후단에서 갑동이와 을순이는 어제 11동 식당에 가지 않았다고 하였으므로, 어제 11동 식당에 간 것은 병호이다. 따라서 병호는 12동에 근무하며 11동 식당에 갔었다.

㉡ 네 번째 조건에 따라 을순이는 11동에 근무하므로, 남은 갑동이는 10동에 근무한다.

㉢ 두 번째 조건 전단에 따라 을순이가 10동 식당에, 갑동이가 12동 식당을 간 것이 된다.

따라서 을순이는 11동에 사무실이 있으며, 어제 갔던 식당은 10동에 위치해 있다.

9

과목	대인관계능력	난이도	●○○	정답	⑤

⑤ 약점을 보완하기 위한 활동은 제시글에서 확인할 수 없다.

① 甲은 소통능력과 지속적으로 자기개발을 하려는 열정이 자신의 강점이라는 것을 인식하고 있다.

②③ 회사에서 거절 의견을 받았음에도 긍정적인 모습을 유지하며, 실망하지 않고 甲은 충실하게 직무를 수행하고, 동시에 관련 전공 석사 학위를 취득하였다.

④ 해마다 목표를 보완하고, 원하던 직무를 하게 되었어도 안주하지 않고 목표를 확대하고 노력을 기울였다.

10

과목	대인관계능력	난이도	●○○	정답	④

우선 A와 B를 다른 팀에 배치하고 C, D, E, F를 두 명씩 각 팀에 배치하되 C, E, F는 한 팀이 될 수 없고 C와 E 또는 E와 F가 한 팀이 되어야 하므로 (A,C,E/B,D,F), (B,C,E/A,D,F), (A,E,F/B,C,D), (B,E,F/A,C,D)의 네 가지 경우로 나눌 수 있다.

11

과목	직업윤리	난이도	●○○	정답	②

② 지위와 부서 간 우월주의를 배척하고 대등한 관계로서 상호 간 노동의 가치를 존중한다는 조항은 제2조 임직원 존중에 해당한다.

12

과목	직업윤리	난이도	●○○	정답	④

④ 내부고발은 조직의 명성이나 이익을 해칠 수 있지만, 사회 전체의 안전과 공익을 지키는 행위라는 점에서 직업 윤리적으로 긍정적으로 평가된다.

① 지문은 내부고발을 단순히 부정적 효과로만 보지 않고 공익적 의미를 강조한다.

② 개인적 불만 해소라는 해석은 지문에서 확인할 수 없는 부분이다.

③ 내부고발은 조직 충성과 사회적 책임의 딜레마를 보여준다.

⑤ "언제나 부정적"이라는 표현은 지문에서 확인할 수 없다.

13

과목	정보능력	난이도	●○○	정답	③

③ 새로운 정책에 대하여 시민의 의견을 알아보고자 하는 것은 정책 시행 전 관련된 정보를 수집하는 단계로, 설문조사의 결과에 따라 다른 정보의 분석 내용과 함께 원하는 결론을 얻을 수 있다.

14

과목	정보능력	난이도	●●○	정답	③

③ 조건을 찾을 범위에서 조건을 만족하는 셀의 개수를 구하는 함수는 COUNTIF 함수다. 이때, 우대 자격증을 제출한 지원자에게는 1점씩 부여한다고 하였으므로, 올바른 수식은 =COUNTIF(C2:G2,"O")*1이 된다.

15

과목	정보능력	난이도	●●○	정답	②

① Ctrl+Shift+;

③ Alt+=

④ Alt+Enter

⑤ Shift+드래그

절 취 선

국립중앙의료원

실력평가 모의고사

성 명

수	험	번	호				
⓪	⓪	⓪	⓪	⓪	⓪	⓪	⓪
①	①	①	①	①	①	①	①
②	②	②	②	②	②	②	②
③	③	③	③	③	③	③	③
④	④	④	④	④	④	④	④
⑤	⑤	⑤	⑤	⑤	⑤	⑤	⑤
⑥	⑥	⑥	⑥	⑥	⑥	⑥	⑥
⑦	⑦	⑦	⑦	⑦	⑦	⑦	⑦
⑧	⑧	⑧	⑧	⑧	⑧	⑧	⑧
⑨	⑨	⑨	⑨	⑨	⑨	⑨	⑨

간호실무 전공시험				NCS 직업기초능력평가	
1	① ② ③ ④ ⑤	21	① ② ③ ④ ⑤	1	① ② ③ ④ ⑤
2	① ② ③ ④ ⑤	22	① ② ③ ④ ⑤	2	① ② ③ ④ ⑤
3	① ② ③ ④ ⑤	23	① ② ③ ④ ⑤	3	① ② ③ ④ ⑤
4	① ② ③ ④ ⑤	24	① ② ③ ④ ⑤	4	① ② ③ ④ ⑤
5	① ② ③ ④ ⑤	25	① ② ③ ④ ⑤	5	① ② ③ ④ ⑤
6	① ② ③ ④ ⑤	26	① ② ③ ④ ⑤	6	① ② ③ ④ ⑤
7	① ② ③ ④ ⑤	27	① ② ③ ④ ⑤	7	① ② ③ ④ ⑤
8	① ② ③ ④ ⑤	28	① ② ③ ④ ⑤	8	① ② ③ ④ ⑤
9	① ② ③ ④ ⑤	29	① ② ③ ④ ⑤	9	① ② ③ ④ ⑤
10	① ② ③ ④ ⑤	30	① ② ③ ④ ⑤	10	① ② ③ ④ ⑤
11	① ② ③ ④ ⑤	31	① ② ③ ④ ⑤	11	① ② ③ ④ ⑤
12	① ② ③ ④ ⑤	32	① ② ③ ④ ⑤	12	① ② ③ ④ ⑤
13	① ② ③ ④ ⑤	33	① ② ③ ④ ⑤	13	① ② ③ ④ ⑤
14	① ② ③ ④ ⑤	34	① ② ③ ④ ⑤	14	① ② ③ ④ ⑤
15	① ② ③ ④ ⑤	35	① ② ③ ④ ⑤	15	① ② ③ ④ ⑤
16	① ② ③ ④ ⑤	36	① ② ③ ④ ⑤		
17	① ② ③ ④ ⑤	37	① ② ③ ④ ⑤		
18	① ② ③ ④ ⑤	38	① ② ③ ④ ⑤		
19	① ② ③ ④ ⑤	39	① ② ③ ④ ⑤		
20	① ② ③ ④ ⑤	40	① ② ③ ④ ⑤		

절 취 선

국립중앙의료원

실력평가 모의고사

성 명

수 험 번 호							
⓪	⓪	⓪	⓪	⓪	⓪	⓪	⓪
①	①	①	①	①	①	①	①
②	②	②	②	②	②	②	②
③	③	③	③	③	③	③	③
④	④	④	④	④	④	④	④
⑤	⑤	⑤	⑤	⑤	⑤	⑤	⑤
⑥	⑥	⑥	⑥	⑥	⑥	⑥	⑥
⑦	⑦	⑦	⑦	⑦	⑦	⑦	⑦
⑧	⑧	⑧	⑧	⑧	⑧	⑧	⑧
⑨	⑨	⑨	⑨	⑨	⑨	⑨	⑨

간호실무 전공시험				NCS 직업기초능력평가	
1	① ② ③ ④ ⑤	21	① ② ③ ④ ⑤	1	① ② ③ ④ ⑤
2	① ② ③ ④ ⑤	22	① ② ③ ④ ⑤	2	① ② ③ ④ ⑤
3	① ② ③ ④ ⑤	23	① ② ③ ④ ⑤	3	① ② ③ ④ ⑤
4	① ② ③ ④ ⑤	24	① ② ③ ④ ⑤	4	① ② ③ ④ ⑤
5	① ② ③ ④ ⑤	25	① ② ③ ④ ⑤	5	① ② ③ ④ ⑤
6	① ② ③ ④ ⑤	26	① ② ③ ④ ⑤	6	① ② ③ ④ ⑤
7	① ② ③ ④ ⑤	27	① ② ③ ④ ⑤	7	① ② ③ ④ ⑤
8	① ② ③ ④ ⑤	28	① ② ③ ④ ⑤	8	① ② ③ ④ ⑤
9	① ② ③ ④ ⑤	29	① ② ③ ④ ⑤	9	① ② ③ ④ ⑤
10	① ② ③ ④ ⑤	30	① ② ③ ④ ⑤	10	① ② ③ ④ ⑤
11	① ② ③ ④ ⑤	31	① ② ③ ④ ⑤	11	① ② ③ ④ ⑤
12	① ② ③ ④ ⑤	32	① ② ③ ④ ⑤	12	① ② ③ ④ ⑤
13	① ② ③ ④ ⑤	33	① ② ③ ④ ⑤	13	① ② ③ ④ ⑤
14	① ② ③ ④ ⑤	34	① ② ③ ④ ⑤	14	① ② ③ ④ ⑤
15	① ② ③ ④ ⑤	35	① ② ③ ④ ⑤	15	① ② ③ ④ ⑤
16	① ② ③ ④ ⑤	36	① ② ③ ④ ⑤		
17	① ② ③ ④ ⑤	37	① ② ③ ④ ⑤		
18	① ② ③ ④ ⑤	38	① ② ③ ④ ⑤		
19	① ② ③ ④ ⑤	39	① ② ③ ④ ⑤		
20	① ② ③ ④ ⑤	40	① ② ③ ④ ⑤		

절 취 선

국립중앙의료원

실력평가 모의고사

성 명

수	험	번	호				
⓪	⓪	⓪	⓪	⓪	⓪	⓪	⓪
①	①	①	①	①	①	①	①
②	②	②	②	②	②	②	②
③	③	③	③	③	③	③	③
④	④	④	④	④	④	④	④
⑤	⑤	⑤	⑤	⑤	⑤	⑤	⑤
⑥	⑥	⑥	⑥	⑥	⑥	⑥	⑥
⑦	⑦	⑦	⑦	⑦	⑦	⑦	⑦
⑧	⑧	⑧	⑧	⑧	⑧	⑧	⑧
⑨	⑨	⑨	⑨	⑨	⑨	⑨	⑨

간호실무 전공시험				NCS 직업기초능력평가	
1	① ② ③ ④ ⑤	21	① ② ③ ④ ⑤	1	① ② ③ ④ ⑤
2	① ② ③ ④ ⑤	22	① ② ③ ④ ⑤	2	① ② ③ ④ ⑤
3	① ② ③ ④ ⑤	23	① ② ③ ④ ⑤	3	① ② ③ ④ ⑤
4	① ② ③ ④ ⑤	24	① ② ③ ④ ⑤	4	① ② ③ ④ ⑤
5	① ② ③ ④ ⑤	25	① ② ③ ④ ⑤	5	① ② ③ ④ ⑤
6	① ② ③ ④ ⑤	26	① ② ③ ④ ⑤	6	① ② ③ ④ ⑤
7	① ② ③ ④ ⑤	27	① ② ③ ④ ⑤	7	① ② ③ ④ ⑤
8	① ② ③ ④ ⑤	28	① ② ③ ④ ⑤	8	① ② ③ ④ ⑤
9	① ② ③ ④ ⑤	29	① ② ③ ④ ⑤	9	① ② ③ ④ ⑤
10	① ② ③ ④ ⑤	30	① ② ③ ④ ⑤	10	① ② ③ ④ ⑤
11	① ② ③ ④ ⑤	31	① ② ③ ④ ⑤	11	① ② ③ ④ ⑤
12	① ② ③ ④ ⑤	32	① ② ③ ④ ⑤	12	① ② ③ ④ ⑤
13	① ② ③ ④ ⑤	33	① ② ③ ④ ⑤	13	① ② ③ ④ ⑤
14	① ② ③ ④ ⑤	34	① ② ③ ④ ⑤	14	① ② ③ ④ ⑤
15	① ② ③ ④ ⑤	35	① ② ③ ④ ⑤	15	① ② ③ ④ ⑤
16	① ② ③ ④ ⑤	36	① ② ③ ④ ⑤		
17	① ② ③ ④ ⑤	37	① ② ③ ④ ⑤		
18	① ② ③ ④ ⑤	38	① ② ③ ④ ⑤		
19	① ② ③ ④ ⑤	39	① ② ③ ④ ⑤		
20	① ② ③ ④ ⑤	40	① ② ③ ④ ⑤		

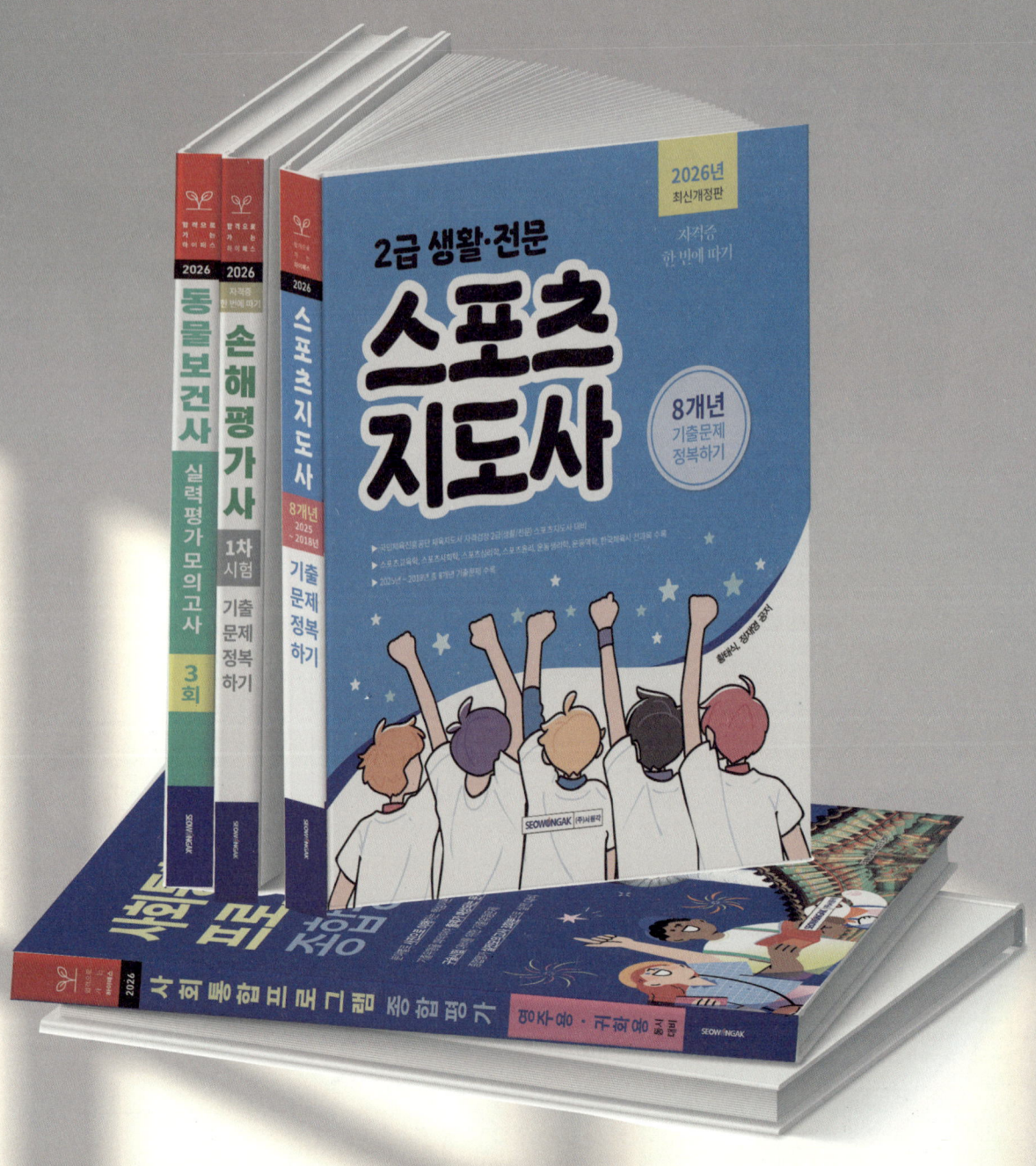